まえがき

　熊本県立大学では平成24年度に「食育・健康ビジョン」を定めました．このビジョンに基づいて，食育・健康に関する「人材育成」や「研究開発」を進め，本学に在籍する学生の食育や健康管理を進めるだけではなく，熊本県における食育・健康を推進する「拠点」として地域社会に貢献することを目指して，地域連携・研究推進センター内に「食育プロジェクト推進室」を設置し，全学的な組織として「食育・健康プロジェクト推進委員会」を設立して，この課題に取り組んできました．

　この度，これまでの本学における食育・健康に関連した教育研究や様々な活動の実績をもとに，食や健康を取り扱う熊本県の関係各機関の協力を得て，「くまもと食育ガイドブック」を作成することとなりました．また，文部科学省の地（知）の拠点整備事業（COC事業）にもとづく活動の成果物の1つとしても位置づけられます．このガイドブックでは，熊本県の農林水産物や生産される食品の特徴，それらの食品の加工・流通，熊本に根ざした食品の歴史や食文化，食を通した健康に係わる様々な問題など，食にまつわる話題を幅広く集め，それらを教育や研究の題材として長年扱ってきた著者らが，それぞれの専門の立場から解説しています．この本を通して，熊本の食にまつわる多様な知識を養い，その食文化を楽しみつつ，健康的な生活を送るための一助として本書を利用していただければ，筆者一同の喜びとするところであります．本書の出版にあたり，株式会社鶴屋百貨店からの寄附金をその一部に充当させたいただきました．また，熊本県，熊本市，荒尾市教育委員会，熊本県県南広域本部ならびに関係市町村より資料提供をいただきました．末筆ながら深謝申し上げます．

平成29年8月吉日　責任編集者　堤　裕昭

目　次

まえがき

執筆者一覧　・・・・・・・・・・・・・・・・・・・・・・・・・　5

第1章　くまもとの自然

1-1　くまもとの森　・・・・・・・・・・・・・・・・・・・　8

1-2　豊かな水と水が生まれるしくみ　・・・・・・・・・・　12

1-3　川と海のつながり　・・・・・・・・・・・・・・・　16

1-4　干潟のある海　・・・・・・・・・・・・・・・・・　20

1-5　くまもとの海　・・・・・・・・・・・・・・・・・　24

コラム　「地下水と土を育む農業」と「くまもとグリーン農業」・　28

第2章　とる・つくる・育てる

2-1　くまもとの農業　・・・・・・・・・・・・・・・・　30

2-2　米づくり　・・・・・・・・・・・・・・・・・・・　34

2-3　野菜づくり　・・・・・・・・・・・・・・・・・・　38

2-4　果樹を育てる　・・・・・・・・・・・・・・・・・　42

2-5　茶をつくる　・・・・・・・・・・・・・・・・・・　46

2-6　くまもとの水産業　・・・・・・・・・・・・・・・　50

2-7　くまもとの畜産，あか牛とジャージー牛　・・・・・・・・・　54

2-8　くまもとの畜産，豚　・・・・・・・・・・・・・・　58

2-9　くまもとの畜産，天草大王　・・・・・・・・・・・　62

コラム　くまもと農業アカデミー　・・・・・・・・・・・・・　66

第3章　手を加える・とどける

3-1　食品の表示と規格基準　・・・・・・・・・・・・・　68

3-2　生産条件と栄養成分　・・・・・・・・・・・・・・　74

3-3　食品の流通　・・・・・・・・・・・・・・・・・・　80

3-4　食品の保存と栄養成分の変化　・・・・・・・・・・・　86

3-5　食品加工の方法　・・・・・・・・・・・・・・・・　96

コラム　赤酒とは？　・・・・・・・・・・・・・・・・・・　106

第4章　食べる

4-1　くまもとの郷土食の調理や食べ方 ・・・・・・・・・・・・・・　108

4-2　地産地消と直売所 ・・・・・・・・・・・・・・　114

4-3　栄養バランスを考える ・・・・・・・・・・・・・・　116

4-4　くまもとの食材と調理技術を学ぶ ・・・・・・・・・・・・・・　122

4-5　食事の作法とマナー ・・・・・・・・・・・・・・　130

4-6　食事の場を学ぶ ・・・・・・・・・・・・・・　134

4-7　食中毒の原因と予防 ・・・・・・・・・・・・・・　138

コラム　球磨焼酎 ・・・・・・・・・・・・・・　146

第5章　健やかにすごす

5-1　熊本県民の健康と食事の関係 ・・・・・・・・・・・・・・　148

5-2　熊本県における食育の取り組み ・・・・・・・・・・・・・・　154

5-3　くまもとの特産品を分析する ・・・・・・・・・・・・・・　160

5-4　ブルーサークルメニューとは? ・・・・・・・・・・・・・・　164

5-5　観光地での食の取り組み ・・・・・・・・・・・・・・　168

5-6　健康と運動 ・・・・・・・・・・・・・・　172

5-7　熊本県の今後の取り組みについて ・・・・・・・・・・・・・・　176

コラム　くまもと健康づくり応援店 ・・・・・・・・・・・・・・　178

第6章　豊かにすごす

6-1　つくる　くまもとの伝統的な野菜 ・・・・・・・・・・・・・・　180

6-2　楽しむ　くまもとは生菓子 ・・・・・・・・・・・・・・　184

6-3　楽しむ　日本型食生活 ・・・・・・・・・・・・・・　188

6-4　伝える　農村の文化と景観 ・・・・・・・・・・・・・・　192

6-5　伝える　食文化を守る・育む ・・・・・・・・・・・・・・　198

コラム　馬と馬肉の輸入について ・・・・・・・・・・・・・・　202

ガイドブックに利用した文献や資料 ・・・・・・・・・・・・・・　203

練習問題の解答 ・・・・・・・・・・・・・・　214

索　引 ・・・・・・・・・・・・・・　215

くまもと食育ガイドブック作成委員会 ・・・・・・・・・・・・・・　218

あとがき ・・・・・・・・・・・・・・　219

【執筆者一覧】

井上昭夫（いのうえ あきお），担当：1-1，熊本県立大学環境共生学部・環境資源学科教授，博士（農学），森林科学

小林　淳（こばやし じゅん），担当：1-2，熊本県立大学環境共生学部・環境資源学科准教授，博士（工学），環境分析科学

堤　裕昭（つつみ ひろあき），責任編集者，担当：1-3，1-4，2-6，熊本県立大学環境共生学部・環境資源学科教授，理学博士，海洋生態学

一宮睦雄（いちのみや むつお），担当：1-5，熊本県立大学環境共生学部・環境資源学科准教授，博士（農学），生物海洋学

熊本県農林水産部農業技術課（くまもとけんのうりんすいさんぶ　のうぎょうぎじゅつか），担当：第1章コラム

松添直隆（まつぞえ　なおたか），担当：2-1，2-2，2-3，2-4，6-1，熊本県立大学環境共生学部・環境資源学科教授，博士（農学），農学

原田　香（はらた　かおり），担当：2-5，4-2（共著），4-5（共著），6-3（共著），尚絅大学短期大学部・食物栄養学科助教，修士（栄養・健康学）・管理栄養士，調理学

熊本県農林水産部（くまもとけんのうりんすいさんぶ），担当：2-7

津田健一郎（つだ　けんいちろう），担当：2-8，熊本県農業研究センター・畜産研究所中小家畜研究室研究員，修士（農学），畜産

山下裕昭（やました　ひろあき），担当：2-9，熊本県農業研究センター・畜産研究所中小家畜研究室長，学士（農学），畜産

金光剛助（かなみつ　こうすけ），担当：第2章コラム，熊本県立農業大学校教授，農業経営

白土英樹（しらつち　ひでき），担当：3-1，3-2，3-3，3-4，3-5，第3章コラム，熊本県立大学環境共生学部・食健康科学科教授，博士（農学），食品分析学

中嶋名菜（なかしま　なな），担当：4-1，熊本県立大学環境共生学部・食健康科学科助手，博士（環境共生学）・管理栄養士，調理科学

渡邉純子（わたなべ　じゅんこ），担当：4-2（共著），4-5（共著），6-3（共著），南九州大学健康栄養学部・管理栄養学科准教授，公衆衛生学修士・管理栄養士，栄養教育論

北野直子（きたの なおこ），担当：4-3，4-4，第4章コラム，熊本県立大学環境共生学部・食健康科学科教授，博士（医学）・管理栄養士，給食経営管理

高橋浩伸（たかはし ひろのぶ），担当：4-6，熊本県立大学環境共生学部・居住環境学科准教授，博士（工学）・一級建築士，建築・空間デザイン手法

有薗幸司（ありぞの こうじ），担当：4-7，熊本県立大学環境共生学部・食健康科学科教授，薬学博士・薬剤師，食環境安全性学

福島英生（ふくしま ひでお），担当：5-1（共著），5-4（共著），5-5（共著），5-7（共著），熊本県立大学名誉教授・日本糖尿病学会専門医，医学博士，糖尿病学

下田誠也（しもだ せいや），担当：5-1（共著），5-4（共著），5-5（共著），第5章コラム，熊本県立大学環境共生学部・食健康科学科教授，博士（医学）・日本糖尿病学会専門医，糖尿病学

吉村英一（よしむら えいいち），担当：5-1（共著），5-7（共著），熊本県立大学環境共生学部・食健康科学科准教授，博士（スポーツ健康科学）・管理栄養士，公衆栄養学

本田　藍（ほんだ あい），担当：5-2（共著），熊本県立大学地域連携・研究推進センター食育推進プロジェクト室特任講師，博士（学術），食育

中下千尋（なかした ちひろ），担当：5-2（共著），熊本県立大学地域連携・研究推進センター食育推進プロジェクト室職員，修士（医科学）・管理栄養士，公衆衛生学

友寄博子（ともより ひろこ），担当：5-3，熊本県立大学環境共生学部・食健康科学科准教授，博士（農学）・管理栄養士，栄養生化学

松本直幸（まつもと なおゆき），担当：5-6，熊本県立大学環境共生学部・食健康科学科教授，博士（医学），運動生理学

小川晋史（おがわ しんじ），担当：6-2，第6章コラム，熊本県立大学文学部・日本語日本文学科准教授，博士（文学），言語学

柴田　祐（しばた ゆう），担当：6-4，熊本県立大学環境共生部・居住環境学科教授，博士（工学），地域計画学

難波美和子（なんば みわこ），担当：6-5，熊本県立大学文学部・英語英米文学科准教授，修士（文学），文学理論

| 環境 | 生産 | 加工・流通 | 消費・調理 | 健康 | 文化 |

第 1 章　くまもとの自然

熊本の海や山には恵まれた自然があり，様々な食材として
利用される動植物が育まれています.

1 くまもとの森

森林とは?

　「森林」という言葉は誰もが知っていると思いますが,「森林の定義を知っていますか?」と尋ねられると,答えられる方はほとんどいないのではないでしょうか.「森林」を辞書で調べてみると,広辞苑では「樹木の密生している所.もり.はやし.」,大辞林では「多数の高木が広い範囲にわたって,枝と枝が接するように密生している所.もり.」と書かれています.FAO（国際連合食糧農業機関）による「日本における森林の定義」をみると,「木竹が集団して生育している土地及びその土地の上にある立木竹,もしくは木竹の集団的な生育に供される,0.3 ha（1 haは 10,000 m^2）以上の土地.ただし,主として農地又は住宅地若しくはこれに準ずる土地として使用される土地及びこれらの上にある立木竹を除く.」と定められています[1].また,日本の森林行政の基本となる「森林法」では,森林は以下のように定められています[2].

　一　木竹が集団して生育している土地及びその土地の上にある立木竹
　二　前号の土地の外,木竹の集団的な生育に供される土地
　　　但し,主として農地又は住宅地若しくはこれに準ずる土地として使用される土地及びこれらの上にある立木竹を除く.

この定義に従うと,果樹園,公園や公共施設などの緑化樹は,森林には含まれません.ひとことで「森林」と言っても,いろいろな定義がありますが,まとめると,「木や竹がある程度の面積でまとまって生えているところ」と考えて良いのではないでしょうか.

　次に,私たちの身の回りにどのくらいの森林が広がっているのか見てみましょう.森林の広がりを示す指標の1つに「森林率」があります.この指標は,陸域の面積に対する森林面積の割合を意味しています.2015

| 1 環境 | 生産 | 加工・流通 | 消費・調理 | 健康 | 文化 |

年の世界銀行のデータ[3]によると，日本の森林率は68.5%で，国土の2/3以上が森林によって覆われています．世界全体での森林率は1/3程度ですから，日本は森林に恵まれた国の1つと言うことができます．森林率のランキングで，日本は世界189カ国中第15位（先進国ではフィンランド（73.1%），スウェーデン（68.9%）に次ぐ第3位）です．

熊本の森林

　熊本県の森林率はどのくらいなのでしょうか？　林野庁のデータ（2012年）[4]では63%で，日本全体の森林率を少し下回ります．森林率がもっとも高いのは高知県（84%），もっとも低いのは茨城県，千葉県，大阪府（31%）で，都道府県で大きな差があります．熊本県内でも地域による森林率の差がみられます（図1）[5]．高い森林率は県北や県南の地域に集中し，県中央部の熊本市（16%）や合志市（12%），菊陽町（9%）などで低くなっています．

　熊本県における森林の広がりを「森林面積」で見てみると，2014年には462,150 ha存在していました．この値は京都府の面積と同程度，東京都や大阪府の面積の2倍以上になります．皆さんは熊本の森林は広いと思われますか？　狭いと思われますか？

　熊本県にある462,150 haの森林は，いったい誰の持ち物でしょうか？

　森林の所有形態は「国有林」と「民有林」に大別されます．国有林とは文字通り国が所有し，管理する森林

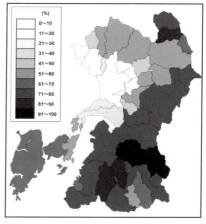

図1　熊本県の市町村別の森林率[5]

009

です．民有林は民間企業や個人が所有する「私有林」と，県や市町村などの自治体が所有する「公有林」に区別されます．熊本県では，国有林が 63,673 ha（14%）存在します．民有林は 398,477 ha（86%）で，そのうち 87%（346,712 ha）が私有林，13%（51,765 ha）が公有林となっています．したがって，熊本県の森林の約 3/4 は民間企業や個人が所有していることになります．

　熊本県の森林をさらに詳しく見てみましょう．森林には，人の手によって植林された人工林と，自然に木が生えた天然林があります．県内の森林の人工林と天然林の面積比率では，前者が 65%（約 28 万 ha），後者が 35%（約 15 万 ha）を占めます（ただし，人工林と天然林の合計面積は，前述の熊本県の森林面積と一致しません．竹林や未立木地（伐採跡地）などが含まれないためです．）．

熊本の人工林

　人工林は，多くの種類の木で構成される天然林と異なり，1 種類の木が植えられている場合が大半です．どんな木が植えられているのかを森林面積で評価すると（データの入手できた民有林のみを対象とします），スギ（57%），ヒノキ（38%），クヌギ（3%）と続きます．県内の人工林（民有林のみ）の 95% はスギとヒノキの針葉樹（葉が針のように細かい，あるいは幅が狭くて細長い木）で占められていました．

　どうして，この 3 種類の木が選ばれているのでしょうか？　まず，第 3 位のクヌギは，シイタケに代表される「きのこ」栽培用の原木として使われてきたという背景があります．スギとヒノキについては，その理由を解く鍵がこれらの人工林の齢級構成にあります．県内民有林のスギとヒノ

| 環境 | 生産 | 加工・流通 | 消費・調理 | 健康 | 文化 |

キの人工林の齢級構成をみると，8〜13齢級に集中しています．（「齢級」では5年を1齢級にまとめます．第1齢級は林齢（植林されてからの年数）1〜5年，第2齢級は6〜10年となります．）つまり，今から約60年前の1950年代から，県内でスギやヒノキが多く植えられるようになったことを示しています．この時期は，第二次世界大戦後，日本が復興の道を歩み始めた時期と重なります．戦後の日本は空襲で多くの家が失われ，住宅用の木材が不足していました．その逼迫した需要に応えるため，各地で「拡大造林」と呼ばれる大規模な植林が行われました．その際，ある程度成長が速く，家を建てるのに適した通直な木材が得られるスギとヒノキが多く植えられました．その結果が現在の齢級構成に反映されています．この傾向は熊本県に限らず，各地に共通してみられます．このような時代背景が，熊本県の森にスギとヒノキが多く植林された理由であると考えられます．

　私たちの住む熊本県には豊かな森があります．この森は，木材資源を供給してくれるだけでなく，生活に不可欠な水資源を育み，大気中の二酸化炭素を固定・吸収することで地球温暖化の防止に貢献し，野生動物の住み処を提供し，様々な役割を果たしています．このような貴重な財産を，よりよい状態で将来へ引き継ぐためには，どうすれば良いのでしょうか？その方策を考えるには，何よりも森のことを知ることが大切です．まずは身近な「くまもとの森」に足を運ばれてみませんか？

an EXERCISE

【練習問題】熊本県の森林率は何％でしょうか？

① 16%　　② 63%　　③ 84%

くまもとの自然

2 豊かな水と水が生まれるしくみ

熊本を支える豊かな水

熊本県は地下水が豊富に存在し，湧水も 1,000 ヶ所以上でみられるなど，たいへん水に恵まれています（図1）．旧環境庁・現環境省が別個に選定した「名水百選」計 200 ヶ所に，8 ヶ所（池山水源，菊池水源，白川水源，轟水源，金峰山湧水群，水前寺江津湖湧水群，六嘉湧水群・浮島，南阿蘇村湧水群）が選ばれています（図2）．豊富で良質な地下水は県民の暮らしを大きく支えています．水道水源に占める地下水の割合は，熊本県では 80％以上，熊本市では 100％に達しています（全国平均は約 20％に止まっています．）．人口 50 万人以上の都市で，水道水源が 100％ 地下水という都市は，日本で唯一であり，世界でも稀なことです．

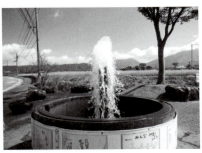

図1 阿蘇市役犬原の自噴井

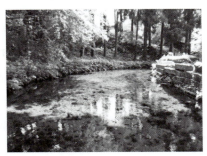

図2 白川水源（阿蘇郡南阿蘇村）

豊かな地下水が生まれるしくみ

地下水は，熊本地域，阿蘇谷地域，南郷谷地域，玉名・有明平野地域，八代平野地域，天草下島北部地域，人吉盆地地域などで，豊富に存在しています[1]．そのなかでも，熊本地域（熊本市を含む 11 市町村）と呼ばれる阿蘇外輪山の西麓から熊本平野の沿岸部までの広い範囲に，地下水が多く分布しています．この熊本地域には水を通しにくい基盤岩がお盆状の形

（地下水盆）をしており，地下水を貯留する役割をしています．この地下水盆のうえに，約27万年前から約9万年前にかけて4回起きた阿蘇火山の大噴火による火砕流の堆積物が，100 m以上の厚さで堆積しています．この阿蘇火砕流堆積物は隙間が多いため，水を地下に浸透させやすい性質を持っています（図3）．熊本市の年間降水量は約2,000 mm，阿蘇谷の年間降水量は約2,800 mmと，全国平均値（約1,700 mm）よりも多く，熊本地域では年間に約20億m^3もの雨が降ります．このうちの約1/3が蒸発し，約1/3が河川へ流れ，残りの約1/3が地下へ浸透するといわれ，豊富な降雨量も地下水の涵養にはなくてはならない要素の1つです．

大津町や菊陽町などの白川中流域の水田は，一般の水田と比べて5～10倍ほど水が浸透しやすいといわれています．この地域の水田面積は熊本地域全体の面積の2％に満たないですが，地下水涵養量全体の約1/6をまかなっており[2]，地下水の涵養に大きな役割を果たしています．また，地下水盆は熊本市側に傾いているため，地下に浸透した水は長い年月をかけてゆっくりと熊本市方面に向かって流れています．阿蘇西麓から熊本市

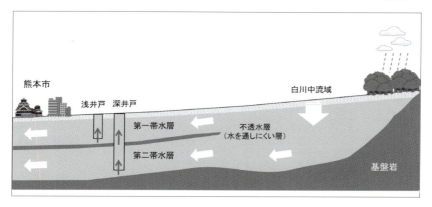

図3 熊本市への地下水の流れの概念図

の江津湖のあたりへ到達するまでに約20年かかり，白川中流域からは約5〜10年程度かかると見積もられています[3]．言いかえれば，熊本市で使われる水は，5〜20年前に地下に浸透したものといえます．地下で水が流動している間に地層がフィルターの役目をして水中の不純物が取り除かれ，有機物が少なく，ミネラルや炭酸などが適度に含まれた「おいしい水」が作られます．

おいしい熊本の水

　おいしい水とは科学的にどのような性質を持っているのでしょうか．1985年に厚生省（現厚生労働省）の「おいしい水研究会」において，おいしい水の要件が提案されています[4]．おいしい水の要件には水温，蒸発残留物，硬度，遊離炭酸，過マンガン酸カリウム消費量，臭気強度，残留塩素の7つの水質項目が設けられています．熊本市の水道水（地下水）はいずれの要件も満たし，水道水のおいしい都市に選ばれています．また，「きき水」による官能試験では，熊本市の水道水は市販のボトル水と同等以上のおいしさを有していると報告されています[5]．

　水の硬度は食文化に影響を与えていると言われています．日本で多くみられる軟水は，一般的にくせがなく，そのまま飲んでもおいしく，料理にも適しています．そのため，日本では煮物や汁物にも素材の持ち味を生かす料理が多くあります[6]．一方，硬水はカルシウムやマグネシウムなどが多く含まれているため，くせがあり，そのまま料理に使うにはあまり適していません．そのため，ヨーロッパでは野菜から出る水分を利用したり，ワインや牛乳，生クリームを加えて煮るなどの料理法が多く作られてきたと言われています[6]．

| 環境 | 生産 | 加工・流通 | 消費・調理 | 健康 | 文化 |

地下水を守る

　豊富で良質な熊本地域の地下水も，近年，過剰な汲み上げによる地下水位の低下や，一部の地域で過剰な施肥などによる地下水の硝酸性窒素濃度の増加[7]が起きています．これらの地下水の問題に対して，これまでにいくつかの継続的な取組みがなされてきました．特に，熊本地域の広域的な地下水保全の取組みは国内外で高く評価され，2013年に熊本市は国連"生命（いのち）の水（Water for Life）"最優秀賞（水管理部門）を日本で初めて受賞しました．熊本の宝である地下水を持続的に利用し，次世代に継いでいくためには，地下水を大切に守り育んでいくことが重要です．

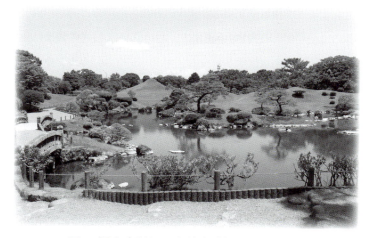

図4　湧き水溢れる水前寺成趣園（熊本市）

an EXERCISE

【練習問題】熊本市の水道水源に占める地下水の割合は何％でしょうか？

　　　　① 20%　　　② 80%　　　③ 100%

3 川と海のつながり

川が海へ運ぶもの

　熊本県の有明海と八代海には，菊池川，白川，緑川，球磨川などが注ぎ，有明海の湾奥には九州最大の河川（筑後川）の河口があります．これらの河川からは大量の淡水が海に注ぎ，海の環境や生態系を形作るために重要な役割を果たしています．川の流れによって海へ運ばれるものとしては，まず土砂が挙げられます（図1）．土砂は山や大地の風化や浸食によって流されてきますが，熊本県では阿蘇山の火山灰に由来するものも含まれています．有明海の泥干潟の微細な泥（有明粘土）はこれに相当します．

　河口には砂や泥が大量に堆積します．河口で川の流れが急に遅くなり，運ばれてきた土砂が堆積しやすくなります．また，河川水と海水が混じることで，土砂の堆積が促されます．河川水に含まれる泥の粒子の表面は負に帯電しています．一方，海水はナトリウム，マグネシウム，カルシウムなどの陽イオンを豊富に含んでいます．負に帯電した泥の粒子に陽イオンが吸着され，泥の粒子同士も凝集・沈殿しやすくなります．

　川によって海へ運ばれる物の代表例として，もう1つ，海の植物プラン

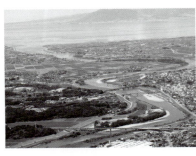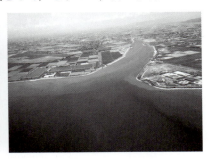

図1（左）菊池川河口域．蛇行しながら有明海へと注ぐ．川の上流から運ばれてきた砂が河口域に堆積して，白い砂州や干潟を作ります．（右）緑川河口域．川の上流から，梅雨の大雨によって土砂で濁った水が海に流れ込んでいます．

トンや海藻が利用する栄養塩（リンや窒素）が挙げられます．河川水に含まれる栄養塩の濃度は，海水の濃度の数十倍に達します．有明海には年間に約3万トンの窒素分と約4千トンのリン分，八代海には約6千トンの窒素分と約1千トンのリン分が，川から流れ込んできます[1]．この栄養豊富な水が海水と混じり合うことで，植物プランクトンや海藻が適度に繁茂します．

砂の干潟に大量の貝類が棲息するしくみ

　砂の干潟には二枚貝類が大量に棲息します．1平方メートルあたり，10 kgを超える貝類が棲息することも珍しくありません．広大な干潟を擁する有明海や八代海の沿岸には貝塚が多く残されています．有史以来，人はアサリ，ハマグリ，ヤマトシジミ（図2）などの貝類を海岸や干潟で獲って，食べてきました[2]．では，なぜ，大量に棲息できるのでしょうか？

　その答えの1つは，二枚貝類が利用できる餌の豊富さにあります．二枚貝類は砂に潜って生活し，入水管から水を吸い込み，餌となる有機物を漉し取って，出水管から水を吐き出します．その餌を調べると，水中を漂う植物プランクトンの他に，干潟の砂や泥の表面で増える小さな藻を多く食べていることが分かっています（図3）．これは植物プランクトンの珪藻類と同じ仲間で，「底生微細藻類」と呼ばれます．目を凝らすと，砂や泥の表面で黄緑色に見

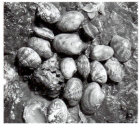 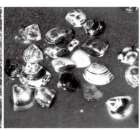 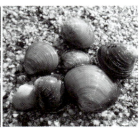

図2（左）アサリ　（中）ハマグリ　（右）ヤマトシジミ

える場所があります．木々の葉が茂っているように，珪藻類の塊がある所は緑がかって見えます．この茂った珪藻類は波や潮流で水中に巻き上げられ，それを貝類が水と一緒に吸い込んで利用します．

この藻が繁茂するために必要なことは，栄養（窒素やリン）が豊富に

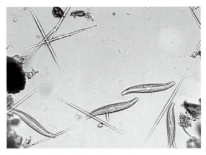

図3 干潟の泥や砂の表面で増える珪藻類の顕微鏡写真（400倍）

得られることと，光合成のために十分な光が当たることです．干潟の多くは河口にできるので，川からは大量の栄養が流れてきます．また，川が陸から運んできた様々な有機物も堆積します．その有機物が微生物に分解されて窒素やリンなどの無機物が作られると，さらに藻が利用できる栄養となります．天気のよい日，干潟の表面には燦々（さんさん）と太陽光があたり，そこで小さな藻が光合成を行い，栄養を吸収して増殖していきます．

干潟から二枚貝類が消えた

残念なことに，熊本県の干潟では，1970年代にはアサリが毎年約40,000〜65,000トン，ハマグリも年間約3,000〜6,000トンも獲れて，全国一の漁獲量を誇っていましたが，1980年代になると漁獲量が激減し，最近ではアサリが年間に数千トンしか獲れません．ハマグリも2000年代のはじめに，漁が途絶えてしまう状態になりました（図4）．その原因としては様々なものが挙げられていますが，乱獲によるものではありません．干潟で漁をする漁師の数もこの30年間に激減しましたが，そのことで二枚貝類の棲息量が回復することはありませんでした．

| 環境 | 生産 | 加工・流通 | 消費・調理 | 健康 | 文化 |

二枚貝類の漁獲量が激減した原因は，未だに明確ではありませんが，干潟や河口域の環境や生態系に大きな変化が生じたためと考えられます．その1つには，1960年代より，主要な河川では自然発生量をはるかに上回る大量の砂利が取られて

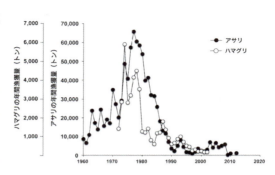

図4 熊本県におけるアサリとハマグリの年間漁獲量の変化（1960年～2012年の農林水産省漁獲統計のデータを用いて作成した．）

きたことが挙げられます．また，緑川や菊池川ではダム建設により，大量の砂がダムに堆積してきました[1]．その結果，河口まで砂がほとんど届いていないことがわかりました．幸いなことに，2000年以降，川砂の採取が原則禁止されました．今後は干潟で砂の堆積が回復していくと期待されます．

大量に獲れていたアサリやハマグリを干潟に蘇らせるために，水産関係者の間で努力が続けられています．そのかいあって，2012年，絶滅危惧種Ⅱ類に指定されたハマグリは，熊本市の緑川河口干潟では棲息量が回復してきました．最近では毎年100トン前後が漁獲されるようになり，今や日本で数少ない産地となっています．

an EXERCISE

【練習問題】熊本県の干潟で1970年代に年間3,000～6,000トン漁獲されていた貝類は，次の3つのうちどれでしょうか？
① アサリ　② タイラギ　③ ハマグリ

4 干潟のある海

熊本県に残る広大な干潟

熊本県の有明海と八代海に面する海岸では，潮の満ち引きに伴う潮位（海面の高さ）の変化が，大潮の時には4〜5mにも達します．有明海の湾奥側（佐賀県）ではさらに6mにもなり，一日の潮位変化が日本でもっとも大きい地域として知られています．有明海には，筑後川，菊池川，白川，緑川など，八代海には球磨川などの河川から，山で浸食

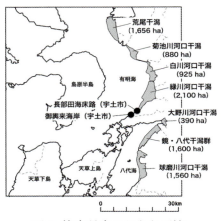

図1 熊本県内のおもな干潟

された大量の土砂が流れ込んで河口に堆積します．潮が引くと，そこには広大な干潟が広がります（図1）．1994年，当時の環境庁の調査[1]では，熊本県の干潟の総面積は約10,800 haにおよび，全国の総面積の約21%を占めていました．干潟と言えば，佐賀県沿岸の泥干潟が有名ですが，面積では熊本県が日本最大です．広大な干潟は，熊本県に住む人には見慣れた風景ですが，全国では過去60年間に総面積が半減しています[2]．熊本県では残り少ない干潟の原風景を見ることができます．

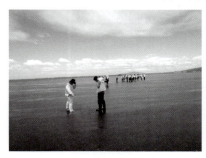

図2 広大な緑川河口干潟

熊本市の緑川河口干潟は，1つの干潟としては国内最大の面積（約2,100 ha）を誇っています（図2）．大潮の干潮時には，沖合に向けて約5kmにもおよぶ干潟が現れます．熊本県で2番目に大きい荒尾市の荒尾

| **1** 環 境 | 生 産 | 加工・流通 | 消費・調理 | 健 康 | 文 化 |

干潟（1,656 ha）は，2012年にラムサール条約登録湿地に指定されました．この干潟には，土砂を運んでくる河川が近くにありません．おそらく，有明海の湾奥にある筑後川から流入した土砂が潮流や波で運ばれて，干潟が作られてきたと考えられます．

　有明海に面した宇土半島では，珍しい干潟の風景を楽しめます．御輿来（おこしき）海岸の干潟には，美しい模様（リップルマーク）が波の作用で作られます（図3）．「日本の渚百選」や「日本の夕日百選」に選ばれた景勝地で，撮影スポットとして人気です．長部田（ながべた）の海床路は，潮が満ちてくると海に電柱が立ち並ぶ不思議な風景となりますが，潮が引くと海の作業に必要な物や収穫物を運ぶための路が現れます（図4）．

　熊本県の海岸に広がる干潟には1つの大きな特徴があります．有明海は，湾奥側の佐賀県の海域では潮流が遅くなり，泥が沈降して堆積し，泥の干潟や海底が広がります．八代海の北側の湾奥にある宇城市の大野川河口でも，同じように泥の干潟となっています．しかしながら，その他の干潟では潮の満ち引きで速い潮流が発生します．比重の軽い泥の粒子は海底に堆積しにくく，堆積してもすぐに巻きあげられるので，砂だけが残って，砂の干潟がつくられます．

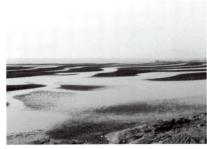 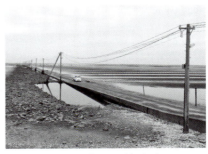

図3 御輿来海岸のリップルマーク　　図4 長部田の海床路

干潟の生き物たち

　八代海北部，大野川河口の泥干潟には，ムツゴロウやヤマトオサガニなどが数多く棲息しています．ムツゴロウは熊本では食用に獲ることがないので，岸から容易に観察できます．一方，有明海や八代海に面する砂干潟には様々な貝類が棲んでいます．アサリ，ハマグリ，サルボウガイなど，食用になる種類が多く含まれます．熊本県ではこれらの貝類を採る漁業（採貝漁業）が盛んに行われてきました（図5）．アサリは春（4月～5月）と秋（11月）に繁殖期を迎えます．しばらくすると，長さ5mm程度の無数の稚貝を，干潟の表面で目にすることがあります（図6）．

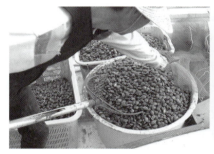
図5　大豊漁のアサリ

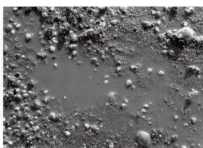
図6　無数のアサリの稚貝

　漁場に利用されている干潟では，地元の漁業協同組合の許可を得ないで貝は採れません．ゴールデンウィークなどの時に，入漁料を払って潮干狩りをするイベントが開かれる場所もあります（図7）．そのような時には，多くの人達が干潟に訪れて，賑わいを見せます．

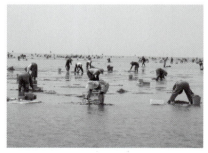
図7　春の潮干狩りイベントで賑わう荒尾干潟（荒尾市）

| 環境 | 生産 | 加工・流通 | 消費・調理 | 健康 | 文化 |

干潟とノリ養殖

　熊本県の砂干潟の風景は，毎年秋になると一変します．干潟一面にノリヒビが立てられ，ノリ養殖漁業が始まります（図8）．ノリは，明治時代初期には有明海や八代海の一部の地域で生産されていましたが，技術的な問題が多く，生産量が限られていました．ノリは代表的な日本食である寿司には欠かせないものですが，当時は非常に高価な食材で，「黒い札束」という異名が付くほどでした（図9）．現在のノリ養殖技術は，1950年代に熊本県水産試験場の技師，太田扶桑男氏らの努力によって開発され，ノリを大量生産できるようになりました．この技術情報はやがて佐賀県や福岡県に伝わり，有明海全体でノリ養殖漁業が盛んになり，日本各地の沿岸域でもノリ養殖漁業が行われるようになりました．熊本県の干潟は，ノリ養殖漁業の発祥の地でもあります．

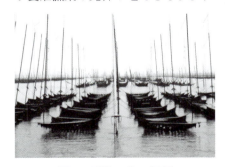 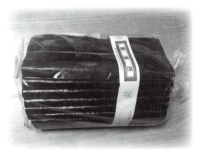

図8　干潟の冬の風景　　　　図9　黒いノリの札束？

an EXERCISE

【練習問題】熊本県に残る干潟の総面積は全国第1位です．では，その総面積は次のどれでしょうか？

① 約1万ha　　② 約5万ha　　③ 約10万ha

5 くまもとの海

熊本県は東側に阿蘇を望み,西側に天草灘,有明海,八代海に面しています[1] (図1).天草灘は長崎県の島原半島南部,五島列島の福江島,天草下島などに囲まれた海域を指し,東シナ海に開いた天草西方の開放的な海域です.有明海は湾口を天草灘に開き,北へ袋状に湾曲した内湾です(図2).八代海は有明海の南に位置し,天草灘から北東側に入り込んでおり,宇土半島から鹿児島県の長島までの島々と九州本島に囲ま

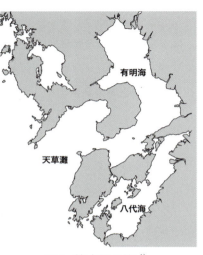

図1 熊本県の海[1]
(天草灘,有明海,八代海)

れた内湾です.熊本県は荒尾海岸から宇土半島北側にかけて有明海に,天草下島の苓北町から牛深町にかけて天草灘に,宇土半島南側から水俣市にかけて八代海に面しています.これらの海は互いに繋がっているにもかかわらず,生物相は大きく異なり,それぞれの海域の特有な環境に適応した生物が生息しています.

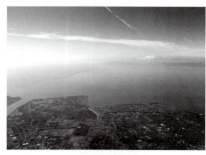

図2 有明海奥部

有明海の環境と生物

有明海の水域面積は約 1,700 km^2 に及び,全国の閉鎖性海域(内海や内湾)では瀬戸内海,噴火湾,伊勢湾に次いで4番目に広い面積を誇っています[2].湾口部から湾央部の水深は 30 m 以上に深くなりますが,

| 環境 | 生産 | 加工・流通 | 消費・調理 | 健康 | 文化 |

熊本県の湾東部から佐賀県，福岡県の湾奥部にかけては水深 10 m 以浅の浅い海域が広がります．有明海には多くの河川（一級河川：本明川，六角川，嘉瀬川，筑後川，矢部川，菊池川，白川，緑川）が流入し，陸域から豊富な栄養塩が注がれています．有明海の特徴の 1 つとして，大潮時の潮位差は約 6 m にも及び，これら河川の河口には，干潮時になると国内で最大の干潟が現れます．

有明海のもう 1 つの特徴として，常に海が濁っていることが挙げられます（図 3）．河川から運ばれた粘土粒子が凝集して，'浮泥' が海水中で大量に発生します[3]．加えて，大きな潮汐差で速い潮流が発生し，海底にたまった泥の粒子は常に巻き上げられ続けることで，この濁りが生じています．浮泥は過剰な栄養塩物質を吸着するとともに，水中を漂う有機物を凝集して，海底へ沈降します．有機物を吸着・凝集した浮泥は，水中の動物プランクトンや海底のベントス（底生生物）の重要な餌となっています．有明海は濁っているからこそ，豊かな海が保たれているのです．

有明海では，魚類，エビ，カニ，イカ，タコ，貝類などの豊富な生物相を見ることができます．特に，浅い海域や広大な干潟が広がることから，ムツゴロウ，アサリ，ハマグリ，タイラギをはじめとするベントスが多く

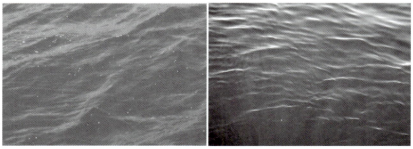

図 3 浮泥で白く濁った有明海の海水（左）．黒潮の澄んだ海水（右）

生息しています．これらの生物には，世界でも有明海にしか生息しない種や，国内では有明海にしか見られない種が多く含まれています[4]．その代表的な例として，エツ，ヤマノカミ，ムツゴロウ，ハゼクチ，アリアケヒメシラウオ，スミノエガキ，オオシャミセンガイなどが挙げられます．

八代海の環境と生物

八代海は，別名「不知火海」とも呼ばれています．不知火とは，旧暦の8月はじめ頃に見られる蜃気楼現象の1種で，遠くに漁り火のような多数の光が見える幻想的な現象です．有明海よりも閉鎖性の強い内湾で，約1,200 km²の水域面積を有しています．一級河川は湾北部に流入する球磨川のみで，球磨川河口域とさらにその北側の湾奥部には，広大な干潟が広がっています．湾南部や天草上島，下島，御所浦，鹿児島県の長島に囲まれた湾西部には，流入する河川が少ないために，外洋水の影響を強く受ける海域となっていて，湾北部とは環境が大きく異なっています．

八代海北部の生物相は有明海ほど特異的ではありませんが，一部の干潟にはムツゴロウやアゲマキなど，有明海で知られる生物が生息しています．湾奥部一体にはクルマエビ，アサリ，ガザミが多く生息しています．湾南部や湾西部では，タチウオ，マダイ，カタクチイワシ等の魚類が多く獲られており，外洋水の影響を受けて造礁サンゴなども見られます．八代海は静穏な海であるため，マダイ，ブリ，カンパチなどの魚類養殖が盛んに行われています（図4）．

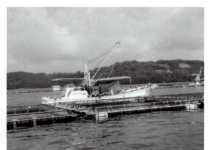

図4 八代海のブリ養殖漁業

| 環境 | 生産 | 加工・流通 | 消費・調理 | 健康 | 文化 |

天草灘の環境と生物

　天草灘は南側と西側が東シナ海に開いており，九州西方を北上する対馬暖流の影響を強く受けて，暖海性を帯びています．有明海や八代海と繋がっていることから，両方の内湾からの流入する沿岸水の影響も受けるので，複雑な海況となっています．砂質の海底が広く分布していて，海底にはベントスが豊富に生息し，多くの岩礁と藻場が形作られる曽根や瀬も点在して，瀬付きの底魚の生息に適した場所となっています．

　沖合では，マイワシ，カタクチイワシ，アジ，サバ類などの回遊性の浮魚類が獲れています．かつて，牛深港では，マイワシの水揚げ量が全国第2位を誇った時代がありました．湾岸部では，マダイ，フグ，ヒラメ，イサキなど多種にわたり，磯根には，アワビ，イセエビ，ウニが生息しています．また，ミナミハンドウイルカも来遊し，イルカウォッチングを楽しむことができるスポットとしても人気があります．

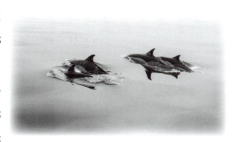

an EXERCISE

【練習問題】有明海の説明として正しいものを選んでください．
① 多くの一級河川が流入しており，河口には国内最大の干潟が広がっている．
② 東シナ海に開いており，九州西方を北上する対馬暖流の影響を強く受ける．
③ 一級河川の球磨川が流入しており，静穏な海であるため魚類養殖が盛んである．

Column
「地下水と土を育む農業」と「くまもとグリーン農業」

農業の力で，熊本のきれいで豊かな地下水と自然環境を守ろう!!

熊本県では，「地下水と土を育む農業」と「くまもとグリーン農業」を推進し，農業の力で，地下水を育み自然環境を守る取組みを行っています．

【地下水と土を育む農業とは】

平成27年4月，熊本県の宝である地下水と土を100年先の未来に引き継ぐため，「熊本県地下水と土を育む農業推進条例」[1]が施行されました．この条例に基づいて地下水の質や量を保全し，地力の増進を目指して，「くまもとグリーン農業」の取組みや，堆肥の活用，飼料用米作付け，水田湛水等の取組みを行う農業を「地下水と土を育む農業」といいます．

【くまもとグリーン農業とは】

地下水と土を育む農業のひとつで，土づくりを基本に，化学肥料や化学合成農薬をできるだけ減らすなど，環境にやさしい農業のことを指します[2]．グリーン農業に取り組む生産者は「生産宣言」を，グリーン農業を理解し，農産物を購入・販売等により応援する消費者や企業などは，「応援宣言」（右）をすることができます．生産宣言をした生産者は，農産物に取り組みごとのマーク（下の列）を，応援宣言をした消費者や企業などは，店舗などに宣言書を掲示できます[2]．

くまもとグリーン農業応援宣言

このような農業は，生産と消費の両方が結びつかなければ，うまくいきません．県民一体となった息の長い取組みが必要です．

環 境	2 生 産	加工・流通	消費・調理	健 康	文 化

第2章　とる・つくる・育てる

熊本県における農林水産業の歴史や今日の状況，主な
生産物とその生産の方法などについて解説します．

1 くまもとの農業

くまもとの農業を支える気候

　農産物の生産は，自然条件，特に気温や降水量などの気象条件の制約を大きく受けます．天草・芦北地方を除いて熊本県全体としては内陸性気候となっています．天草・芦北地方は天草灘・八代海に面し，海洋性の気候条件の強い影響下にあります．年平均気温は，熊本市約17℃，牛深地域約18℃，人吉地域は約15℃です．山間地の阿蘇地域では約10℃で，四季を通じて比較的冷涼な気候が広がっています（図1）．熊本県の年間降水量は平地で約2,000 mmですが，阿蘇山では約3,200 mmに，その周辺の阿蘇地方でも約3,000 mmに達し，日本でも降水量の多い地域の1つになっています[1,2]（図1）．阿蘇山や九州山地を源にする菊池川，白川，緑川，球磨川の4つの一級河川を通して，農業用水を豊富に，安定して得ることができます．さらに，熊本地域では地下水を豊富に利用することができ，豊かな水資源が熊本の多彩な農産物の生産を支えています．また，熊本県は九州山地の西側に位置し，東シナ海からの暖かく湿った空気が入りやすいため，大雨や集中豪雨が発生しやすい地域です[2]．

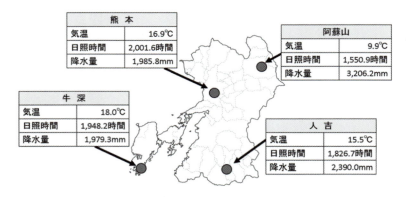

図1　熊本県の気象の特徴[1]

くまもとの農業の特徴

　表1に熊本県の農業が全国に占める割合と主な農産物の収穫量を示します．熊本県の農業生産の主要な担い手である認定農業者数（農業経営のスペシャリストを目指す人で「農業経営改善計画」の認定を受けた農業者）は，平成27年度末の時点で約11,000人を数え，全国第3位の農業者数を有しています．平成26年の農業産出額は3,283億円に達して全国第6位，生産農業所得では約1,186億円で全国第4位を占めています．熊本県は全国で有数の農業県ということができます．収穫量では，全国第1位を占める品目として，「いぐさ」，「宿根カスミソウ」，「すいか」，「トマト」，

表1　熊本県の農業が全国に占める割合と主な農産物の収穫量[1]

区分	単位	全国	九州	熊本県	熊本県の全国に占める 順位	割合(%)
農家戸数 (27年)	千戸	2,153.8	308.6	58.4	14	2.7
認定農業者数 (27.3月末)	千人	238.3	48.5	11.1	3	4.7
基幹的農業従事者数 (27年)	千人	1,756.0	290.9	65.2	4	3.7
耕地面積 (27年)	千ha	4,496.0	545.9	114.1	13	2.5
田面積 (27年)	千ha	2,446.0	318.5	70.0	12	2.9
畑面積 (27年)	千ha	2,050.0	227.4	44.1	10	2.2
樹園地 (27年)	千ha	291.4	59.3	15.1	6	5.2
牧草地 (27年)	千ha	606.5	14.6	6.8	4	1.1
農業産出額 (26年)	億円	83,639	17,017	3,283	6	3.9
生産農業所得 (26年)	億円	28,319	5,337	1,186	4	4.2
い　ぐ　さ ※	千t	10.6	10.6	10.4	1	対主産県比 98.1
宿根カスミソウ (24年)	千本	59,400	–	23,700	1	39.9
す　い　か	千t	357.5	–	54.2	1	15.2
ト　マ　ト	千t	739.9	198.2	125.7	1	17.0
不知火類(デコポン) 25年	千t	52.9	–	19.7	1	37.2
なつみかん 25年	千t	40.0	–	11.9	1	29.8
葉たばこ(販売量)	千t	20.0	8.9	3.2	1	16.0
く　り	千t	21.4	5.5	3.8	2	17.8
トルコギキョウ	千本	100,000	–	11,800	2	11.8
な　す	千t	322.7	67.9	33.6	2	10.4
し　ょ　う　が	千t	49.5	–	5.8	2	11.7
メ　ロ　ン	千t	167.6	–	24.2	3	14.4
い　ち　ご	千t	164.0	56.0	11.6	3	7.1
カリフラワー	千t	22.3	–	1.9	3	8.5
乳用牛 (27年)	千頭	1,371.0	115.2	44.5	3	3.2
うんしゅうみかん	千t	874.7	281.0	94.9	4	10.8
肉用牛 (27年)	千頭	2,489.0	894.0	125.0	4	5.0
うち褐毛和種(あか牛)	千頭	20.8	–	14.5	1	69.7
アスパラガス	千t	28.5	–	2.1	5	7.4
さやえんどう	千t	20.1	–	0.7	5	3.5
か　ん　し　ょ	千t	886.5	473.5	25.0	6	2.8
水　稲 (27年)	千t	7,989.0	826.8	178.0	15	2.2

「不知火類（デコポン）」，「なつみかん」，「葉たばこ」の7品目が挙げられます．

また，「くり」，「トルコギキョウ」，「なす」，「しょうが」なども，収穫量で全国上位を占めています．

熊本県は全国有数の農業県ではありますが，平成27年の総耕地面積は11.4万ヘクタールで，過去10年間に約6千ヘクタール減少しました（図2）．この減少分は，農地が住宅やその他の建物施設用地などに転用されたことによるものです[1]．

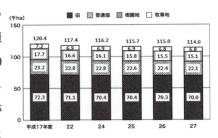

図2 熊本県の総耕地面積の推移[1]

くまもとの農業生産の特徴

近年の熊本県の年間総農業産出額の品目別の内訳は，野菜が1,191億円（構成比36％），畜産が1,070億円（同33％），米が353億円（同11％），果実が311億円（同9％）で上位を占め，工芸農作物119億円（同4％），花き類99億円（同3％）が続いています．このように，熊本県の農業は多彩な農畜産物がバランス良く生産されているのが特徴の1つです（図3）．もう1つの特徴は，環境に配慮した農業の推進です．熊本県では化学肥料や農薬をできるだけ減らし，環境

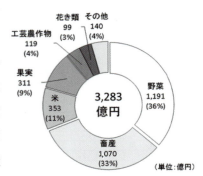

図3 熊本県における年間農業産出額の品目別割合[1]

| 環境 | **2** 生産 | 加工・流通 | 消費・調理 | 健康 | 文化 |

に配慮した「くまもとグリーン農業」を推進しています（第1章コラム，p. 28参照）．また，平成27年4月には，全国に先駆けて，農業の持続的な発展を通して地下水と土を未来に引き継ぐために，「地下水と土を育む農業推進条例」を策定しました[1]．本県の農業生産は地下水の涵（かん）養に大きく貢献しています．

くまもとの農業の担い手

　平成27年熊本県の総農家数は平成22年に比べて8,500戸減少し，58,400戸となりました．一方，経営規模別では5ヘクタール以上の農家が増加するなど，経営の規模拡大が進んでいます．農業就業人口は後継者の減少や高齢化で減少傾向にあり，平成27年には71,900人になりました．基幹的農業従事者（農業就業人口のうち，ふだんの主な状態が「農業に従事していた者」）も減少傾向にあり，平成27年に65,200人となっています（表1）．一方，農業生産法人数は，平成17年度末の6法人から平成26年度には163法人へと大幅に増加しました．新規就農者数（新たに農業に従事した人数）は平成27年度311人であり，3年連続で300人を超えています．熊本県では，将来の本県農業を担う人材を育成する「くまもと農業経営塾」や農業者の能力向上を支援する「くまもと農業アカデミー」（第2章コラム，p. 66参照）を開講しています．地域営農組織等の経営強化，企業等の農業参入の促進により，稼げる農業を目指しています[1]．

an EXERCISE

【練習問題】平成27年における熊本県の総耕地面積を答えなさい．

① 114万ヘクタール　② 11.4万ヘクタール　③ 1.14万ヘクタール

2 米づくり

イネの起源地

　世界の半数以上の人が主食とする米は，コムギやトウモロコシとともに世界三大穀物の1つです．イネは植物分類学上，オリザ（*Oryza*）属に属します．オリザ属の約20種の中で，栽培種はサティヴァ種（*O. sativa* L.）（普通イネ）とグラベリマ種（*O. glaberrima* Steud.）（アフリカイネ）の2種類です．現在，世界で栽培されているほとんどのイネはサティヴァ種です．その種の起源地は民族学的資料にもとづいた研究から，インドのアッサム地方から中国雲南省にかけての温帯湿潤地帯とされていましたが，最近，複数の地域を起源とするという多元的起源説が有力になってきました．しかし，イネの栽培化の歴史を明らかにするのは非常に難しいとされています[1]．

イネの種類と特性

　イネ（サティヴァ種）の属名であるオリザはラテン語の「米・イネ」．種小名であるサティヴァは「栽培されている」を意味します．イネは生態型によりインディカとジャポニカに分けられ，ジャポニカはさらに熱帯型と温帯型に分けられます．インディカは粘りが少ない長粒種，熱帯ジャポニカは粘りのある大粒種，温帯ジャポニカは粘りのある短粒種とされていますが，実際には多くの変異があります[2]（図1）．イネの子実（しじつ）である米は，デンプンの性質（モチ・半モチ・ウルチ），香りの有無，玄米の色（赤米・黒米・緑米），粒の大きさ（小粒・中粒・大粒），粒の形（円粒・短粒・中粒・長粒・総中粒）で分類されます[2]．

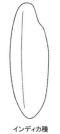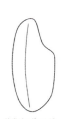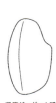

インディカ種　　熱帯ジャポニカ種　　温帯ジャポニカ種

図1　イネ3種の米の形

| 環境 | 2 生産 | 加工・流通 | 消費・調理 | 健康 | 文化 |

日本におけるイネの利用

　イネの子実は米として，茎葉である稲わらは家畜のえさや敷料，堆肥など，農業用の貴重な資源として利用されてきました．米はデンプンを多く含んでいます．古くから日本人の主食として食されてきました．また，もちや菓子類，酒，みそなどの加工原料としても，欠くことのできない地位を占めています．米を使った伝統菓子である「せんべい」にはうるち米が，「おかき」や「あられ」にはモチ米が，それぞれ原料として使われてきました．最近では，炊飯した白米を急速乾燥させた乾燥米加工食品のアルファー米や，空気が入らない密閉容器に入れて高圧加熱殺菌したレトルト米飯（白飯，赤飯，炊き込みご飯，お粥など）などが販売されています[3]．しかしながら，米の1人当たりの年間消費量は，昭和37年度の118.3 kgをピークに減少の一途をたどり，平成27年度には約55 kgにまで減少しました[4]（図2）．

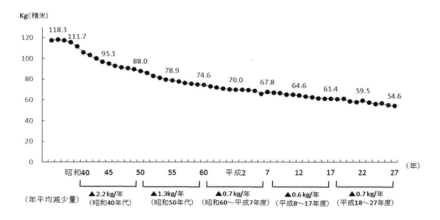

図2　日本における米の1人あたりの年間消費量の推移[4]
この値は，1人1年あたりに供給された純食料の値を示しています．

とる・つくる・育てる

米の新たな利用

　米粉の需要拡大に向けて,「ミズホチカラ」,「ゆめふわり」,「こなだもん」などの,収量性や加工適性に優れたパン用品種が,日本各地で開発されてきました．学校給食における米粉の利用は,平成17年度には給食実施校の約2割にとどまっていましたが,平成26年度には約7割まで増加しています[5]．平成24年度以降,米粉用米の利用量は年間2万トン台前半で推移しています．

　豚や鶏等の餌であるトウモロコシ等の代わりに与える米を飼料米と言います．主食用米の需要が減少するなかで[4],国内産飼料を推奨するとともに,安定した畜産経営に寄与していくために,飼料用米など,主食用米以外への米作りの転換を進めていく必要があります．県内の米粉用米・飼料用米については,水田フル活用に向け,加工用米から転換され,平成27年は前年に比べて作付けが増加しています[6]．

熊本県の米

　平成27年度に熊本県では178,000トンの米が生産され,西日本最大級の生産量を誇っています．品種別の作付け割合は,「ヒノヒカリ」が約50％,「森のくまさん」が約12％,「コシヒカリ」が約11％で,3品種で合計73％を占めています（図3）．また,消費ニーズにあった良食味米の産地づくりにより,平

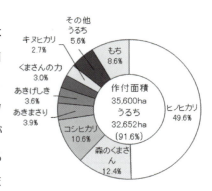

図3 熊本県における品種別水稲の作付面積（H27年）[6]

036

| 環境 | **2** 生産 | 加工・流通 | 消費・調理 | 健康 | 文化 |

成 27 年度産米の「食味ランキング」では，ヒノヒカリ〔城北〕が 8 年連続で最高評価の特 A を獲得するなど，食味・品質がよい米の生産に力が入れられています．熊本県が育成した耐暑性新品種の「くまさんの力」は平坦部を中心に普及し，一等米比率の向上など，品質改善に効果を発揮しています．平成 26 年の県産米の生産額は 353 億円で，主な出荷先は，県内が 74％ともっとも多く，ついで九州，関西となっています [6)]．

熊本県が育種した米の品種 [6)]

○ 森のくまさん：熊本県育成第 1 号の品種で，平成 12 年度に品種登録されました．平成 24 年食味ランキングで最高得点を獲得し，5 年連続「特 A 評価」を得ています．名前には「森の都熊本で生産された米」という意味が込められています．平成 27 年の作付面積：4,434 ha．

○ 華錦：酒造好適米品種です．倒れにくく，心白の形状は錦状で，大粒で充実良好で，幅広い醸造酒（吟醸酒から純米酒）の製造が期待できます．平成 31 年の目標面積は 25 ha．

○ くまさんの力：高温条件下でも白未熟粒（胚乳の一部が白濁して見える米で品質・販売価格は低下する）が発生しにくい良食味品種です．外観品質に優れ，倒伏に強いのが特徴です．平成 22 年度に品種登録されました．平成 27 年の作付面積：1,077 ha．

an EXERCISE

【練習問題】熊本県で，平成 27 年にもっとも作付け面積の割合が多い米の品種はどれでしょうか？

① コシヒカリ　　② 森のくまさん　　③ ヒノヒカリ

3 野菜づくり

野菜の種類

　世界で約860種類，日本では約150種類の野菜が栽培・利用されています[1]．日本原産のものはフキ，ウド，セリ，ワサビ，サンショウ，ミョウガなどに限られます．ダイコンやカブは日本原産ではありませんが，歴史は古く，有史以来食されてきたと言われています．明治になると勧業政策の一環として，多くの野菜がヨーロッパやアメリカから導入されました．現在よく食されているキャベツ，タマネギ，トマト，ホウレンソウ（西洋種）などは，その時代に導入された野菜です[2]．

野菜の産出額

　平成26年の日本における野菜産出額は2兆2,421億円であり，農業産出額全体の3割程度です[3]．野菜の年間産出額全体の6割程度をトマト，イチゴなどの10品目で占めています．野菜（平成25年）のうち，国産品は約8割を占め，輸入品は約2割に止まっています．野菜の輸入品については，生鮮品ではたまねぎが全体の約4割（そのうちの約8割が中国産），加工品ではトマトが全体の約4割（そのうちの約2割が中国産）となっています．

野菜の成分

　野菜は，水分・ビタミン・ミネラル・食物繊維の供給源ですが，近年，野菜に含まれている体の機能を整え，生活習慣病などを予防する効果を持つ機能性成分に対して，消費者の関心が集まっています[3]．そこで，それらの成分を多く含む品種の改良が進められています．例えば，ビタミンCの含有量が高いピーマンや，リコピン成分を高めたミニトマトなどが店頭に並び始めています．

野菜の利用法

　野菜は副食として，煮物，炒め物，サラダとして利用されます．また，漬け物や乾燥野菜（切り干しダイコン，ユウガオの果実を薄く削ぎ取って乾燥したカンピョウなど）は古くからの加工法で，端境期に野菜を摂取するための知恵です．芽もの野菜としては，もやし（原料はダイズ，リョクトウの種子など）やカイワレダイコンが定番ですが，最近では，スプラウト（ブロッコリー，レッドキャベツ，ソバなどの芽生え）がサラダとして利用されています．カット野菜は調理の手間が省ける，皮・種・芯などの野菜くずが減るなどの利点があり，外食産業以外にも一般消費者にも定着してきました．

野菜の利用部位による分類

　野菜は品目によって，葉・茎・根・花・果実など，利用する部位が異なります．図1に野菜の利用する部位と植物組織との関係を示します．野菜は，ハクサイやコマツナなどの葉を利用する葉菜類，ダイコンやジャガイモなどの根や地下茎の地下部を利用する根菜類，トマトやスイカなど果実を利用する果菜類の3つに分けられます．野菜の形態や生理・生態を理解するにはこの分類法が便利です[1]．また，それぞれ栽培方法，水やり・施肥などの栽培管理が類似しているために，栽培に役立ちます．

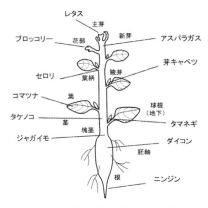

図1　野菜の利用部位と植物組織との関係

熊本県における野菜生産と販売の特徴

品名	主な生産地域	1月	2月	3月	4月	5月	6月	7月	8月	9月	10月	11月	12月
すいか	熊本・鹿本・上益城・菊池												
メロン													
アールスメロン	鹿本・宇城・熊本・八代												
アンデスメロン	宇城・球磨・菊池・熊本												
クインシーメロン	宇城・八代・熊本												
肥後グリーンメロン	八代・宇城												
トマト	八代・玉名・宇城・熊本												
	阿蘇・上益城												
いちご	玉名・八代・熊本・阿蘇												
なす	熊本・宇城・玉名												
	球磨・鹿本・玉名												
れんこん	宇城・熊本・八代												
さといも	阿蘇・上益城												
ピーマン	上益城・阿蘇												
ごぼう	菊池												
さやいんげん	天草・球磨・上益城												
キャベツ	八代・熊本												
	阿蘇・上益城												
にんじん	菊池・鹿本												
だいこん	菊池												
	阿蘇												
レタス	天草・八代												
きゅうり	宇城・熊本												
	球磨・阿蘇・熊本・菊池・上益城												
ほうれんそう	阿蘇												
たまねぎ	熊本・芦北・天草												
しょうが	宇城・八代												
かんしょ	菊池・上益城・阿蘇												

表1　熊本県における野菜の出荷時期[4)]

熊本県においては，平坦地域の施設野菜や夏の冷涼な気候を活かした高冷地野菜，海岸島しょ地域の温暖な気候を活かした露地野菜など，多様な気候条件を生かした生産が行われています（表1）．野菜の平成26年農業生産額は1,236億円に達し，その上位をトマト（411億円），スイカ（107億円），イチゴ（102億

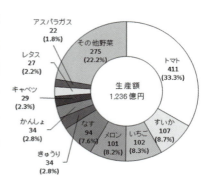

図2　熊本県における野菜産出額の品目別割合（平成26年）[4)]

環境	**2** 生産	加工・流通	消費・調理	健康	文化

円），メロン（101 億円）などが占めています[4]（図 2）．主な出荷先を県経済連の販売実績でみると，トマトは関東が 41％，関西が 26％，九州内が 19％を占め，春夏スイカは関東が 46％，関西が 27％，イチゴは関西が 51％占めています．このように，生産物は関東および関西の大消費地を中心に出荷されています[5]．

熊本県が育種した野菜の品種[4]

○ ナス品種 'ヒゴムラサキ'：熊本赤ナスの優良系統である 'ヒゴムラサキ' は長さ 30 cm 前後で太い果実，果皮色がやや赤紫が特徴です．また，果肉が柔らかく，アクが少なく甘味があります．平成 16 年度に品種登録され，主な産地は高森町，御船町吉無田，水俣市，芦北町，津奈木町で，平成 27 年には 3.5 ヘクタールの畑で栽培されました．

○ イチゴ品種 'ゆうべに'：大玉で，鮮やかな赤色が特徴です．また，甘さと酸味のバランスが良い上品な食味です．販売価格の高い年内の収量性に優れています．平成 26 年に出願公表され，平成 28 年度には栽培面積が 25 ヘクタールを超える見込みです．

an EXERCISE

【練習問題】日本原産の野菜は，つぎのうちのどれでしょうか？
① ワサビ　　② トマト　　③ ダイコン

4 果樹を育てる

果樹の種類

　果樹の種類は非常に多く，世界には 2,900 ～ 3,500 種あると言われています[1]．日本でも各地で多様な果樹が栽培されていて，生産量などが把握されている果樹だけでも約 130 品目に上ります[2]．現在，経済的に栽培されている果樹は外来のものが多く，明治時代にヨーロッパやアメリカから多数の果樹品種が導入されました．リンゴ，セイヨウナシ，オウトウ，ブドウなどは，ヨーロッパとアメリカで品種改良されて渡来しました[3]．

果樹の分類

　果樹を分類する代表的な 3 つの基準を紹介します[1]．

1) 常緑・落葉による分類

　　常緑果樹：カンキツ，ビワなど

　　落葉果樹：リンゴ（図1），ナシ，モモ（図2），カキ，クリ，ブドウなど

2) 気温適応性による分類

　　温帯果樹：リンゴ，ナシ，モモ，カキ，クリ，ブドウなど

　　温帯南部・亜熱帯果樹：カンキツ，ビワなど

　　熱帯果樹：パイナップル，バナナ，マンゴーなど

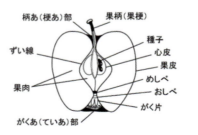

図1　リンゴ（仁果）の形態

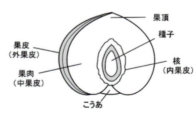

図2　モモ（核果）の形態

3）果実の形質や花のどの部分が可食部に肥大するかによる分類

　仁果類（花床が特に肥大）：リンゴ，ナシ，ビワ

　核果類（子房壁が特に肥大，子房壁の中果皮が果肉，内果皮が堅い核を形成）：モモ，スモモ，ウメ，オウトウなど

　液果類（子房壁の中果皮・内果皮あるいはその一部が肥大，柔らかくなったもの）：カキ，ブドウ，カンキツ類（図3）など

　堅果類（子房壁が堅い殻になり，種子を食用にするもの）：クリ，クルミ

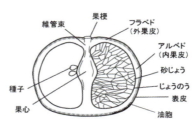

図3　ミカン（柑果）の形態

果実の成分

　果実品質の主な構成要素として，栄養特性，嗜好特性，安全性があげられます．果物は主にビタミンと無機質の供給源になっています．嗜好特性には甘味・酸味などの呈味成分，色素成分，香気成分，テクスチャーなどの多くの成分が複合的に関与しています[3]．近年，これらに加えて機能特性が重要な構成要素としてあげられます．果実のアントシアニンを含むポリフェノール類やカロテノイドは，抗酸化成分として重要であり，体内に摂取されると体調調節に関与し，生活習慣病予防を示します[3]．果物の安全性として，腐敗，カビの発生，残留農薬などがあげられます．

果樹の生産・流通

　平成26年の日本の果実産出額は約7,600億円で，全農業産出額の約1

割を占めています．品目別では，果実産出額の約4割が温州ミカンとリンゴです．果実の国内需要のうち，国産品は約4割で，そのうちの約9割は生鮮用として販売されています．残りの約6割は輸入品ですが，その約6割が果汁などの加工品の原料に利用されています．果汁などの加工品のうち約半分はオレンジ果汁とリンゴ果汁が占めています[2]．また，輸入品で生鮮用に販売される分の約半分は，バナナが占めています．

熊本県における果樹生産と販売の特徴

表1に熊本県における果樹の主な生産地と出荷時期を示します．海岸地域では主に温州ミカン，不知火類（デコポン），甘夏などの常緑果樹が，中山間地域ではクリ，ナシ，ブドウ，モモなどの落葉果樹が栽培されてい

表1　熊本県における果樹の主な生産地と出荷時期[4]

品名	主な生産地域	1月	2月	3月	4月	5月	6月	7月	8月	9月	10月	11月	12月
かんきつ類													
温州みかん	玉名・熊本・宇城										■	■	■
不知火類（デコポン）	宇城・芦北・天草		■	■	■								
甘夏	芦北・宇城・天草			■	■	■							
ポンカン	天草・宇城	■											■
清見	天草・宇城・芦北			■	■								
河内晩柑（ジューシーオレンジ）	天草				■	■	■	■					
ネーブル	宇城	■	■										■
大橘（パール柑）	宇城・天草	■	■										
晩白柚	八代	■											■
ハウスミカン	鹿本・玉名						■	■	■	■			
なし													
幸水	球磨・八代・玉名・熊本								■	■			
豊水	球磨・玉名・熊本・八代								■	■			
新高	玉名・八代										■		
くり													
筑波・銀寄　など	球磨・上益城・鹿本・菊池・玉名									■	■		
ぶどう													
巨峰	宇城・鹿本・菊池							■	■				
桃	球磨・玉名・熊本・鹿本・宇城						■	■	■				
かき	宇城・上益城・菊池・鹿本										■	■	
びわ	天草					■	■						
ブルーベリー	上益城						■	■					

ます．平成26年農業生産額は311億円（構成比の9.5％）です[4]（図4）．JA熊本果実連の販売実績でみると，主な出荷先として，温州ミカンは京浜37％，甘夏ミカンは京浜50％，不知火類（デコポン）は京浜37％など，大都市が中心です．クリは加工用途の多いため，中京36％や九州46％を中心に出荷されています[5]．

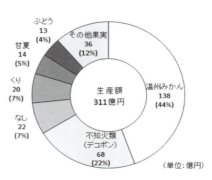

図4 熊本県における果樹産出額の品目別割合（平成26年）[4]

熊本県が育種した果樹の品種[4]

○ 肥の豊デコポン：従来品種に比べて酸味の低くなる時期が早く，食味良好で，収量が多いのが特徴です．平成14年度に品種登録され，作付面積は平成26年時点で483 haに達しています．

○ 熊本ＥＣ11（温州ミカン）：果実は年内に成熟し，12月に出荷できる温州ミカンです．糖度が高く，食味が良好で，浮き皮が少ないのが特徴です．平成27年度に品種登録されました．平成35年度までに栽培面積を100 ha程度まで拡大することが目標とされています．

an EXERCISE

【練習問題】熊本県で産出額のもっとも多い果樹はどれでしょうか？

① 不知火類（デコポン）　② 温州ミカン　③ クリ

045

5 茶をつくる

お茶の歴史

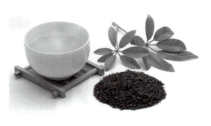

お茶は,「日常茶飯事」という言葉があるように,私たちの暮らしに根づいている飲み物です.お茶の発祥地,中国から日本にお茶が伝わったのは,奈良・平安時代といわれています.当時のお茶は円盤状に固めた餅茶というものを削って煮出す飲み方で,僧侶や貴族階級など限られた人だけが飲めるものでした.のちに抹茶のような飲み方を経て,江戸時代から現在のお茶の飲み方が広まり,一般庶民にも浸透するようになりました[1].

お茶の種類は,製造方法によって分類されます(図1).日本で生産されているお茶のほとんどは不発酵茶(緑茶)ですが,さまざまな製造方法があります.

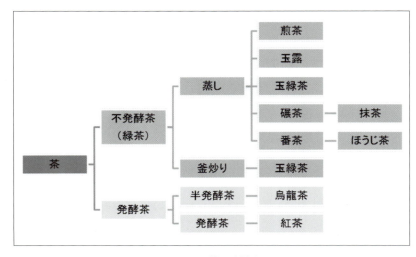

図1 お茶の種類

くまもとのお茶

熊本県は全国第7位の栽培面積（1,420 ha，平成27年度）を有するお茶の産地で（図2）[2]，中山間地域を中心に，煎茶，蒸し製玉緑茶，釜炒り茶の3種類が主に生産されています．特に，玉緑茶は全国第1位の生産量を誇っています[2]．また，優秀な茶を選定する全国茶品評会では，矢部茶，天草茶，泉茶，相良茶などがこれまでに最高位とされている「農林水産大臣賞」を獲得しています．

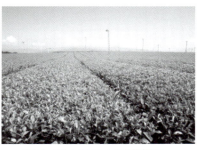

図2 熊本県の大規模茶園

- 煎茶：摘みたての茶葉を蒸し，揉みながら乾燥させ，まっすぐに伸びた形状にしたもの．
- 蒸し製玉緑茶：煎茶の工程からまっすぐに伸ばす工程を省いたもの．茶葉は勾玉のように丸まっていて，グリっとした形からグリ茶とも呼ばれます．
- 釜炒り茶：生葉を蒸さずに鉄製の釜で炒ったもの．

お茶の効果

お茶に含まれるカテキンには，発がん抑制作用や動脈硬化予防効果，抗菌・抗ウイルス作用など様々な機能性が認められています[3]．また，ビタミンCをはじめとするビタミン類も多く含まれていることから，老化防止や風邪予防にも効果が期待されています．ほかにも，お茶の旨味成分であるテアニンにはリラックス効果があるといわれています．確かにお茶を飲むとホッとしますよね．

とる・つくる・育てる

おいしいお茶の淹れ方

　お茶の味や香りは，茶葉の種類によって異なるのはもちろんですが，お茶を淹れる際に使用する水，お湯の温度，茶葉の量などによって大きく変化します．また，甘味の強いお茶が好きな人もいれば，渋味や苦味が強いお茶が好きな人など，おいしいお茶のとらえ方は人それぞれです．まずは基本のお茶の淹れ方をマスターして，自分好みの淹れ方を見つけてみてはいかがでしょうか．

表 1　お茶の淹れ方の目安（1 人分）

	煎茶・玉緑茶	玉露
茶葉の量	2 g ティースプーン 軽く 1 杯	3 g ティースプーン 山盛り 1 杯
お湯の量	100 ml	50 ml
お湯の温度	70 ℃	50 ℃
浸出時間	1 分	2 分

I. 水

　水はミネラル分が少ない軟水が適しています．日本の水はほぼ軟水のため，水道水でもおいしく淹れられますが，カルキ臭が残っているため，沸騰してから使用しましょう．

II. お湯の温度

　お湯の温度はお茶のおいしさを左右する重要なポイントです．お茶に含まれる渋味のカテキンや苦味のカフェインは高温で，旨味のテアニンは低温で浸出しやすいとされています．お湯の温度は茶器に移す毎に約 10 ℃下がるので，適温になるまで「湯冷まし」をして使用しましょう．

| 環境 | 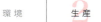 生産 | 加工・流通 | 消費・調理 | 健康 | 文化 |

III. お茶の淹れ方（煎茶・玉緑茶の場合）

① ポットのお湯（90 ℃）を茶碗に入れ，茶碗を温める．

② 急須に茶葉を入れる．

③ 急須に冷ましたお湯を注ぎ，蓋をして1分間浸出させる．

④ 均等になるよう少しずつ「回し注ぎ」し，最後の1滴まで注ぎ切る．

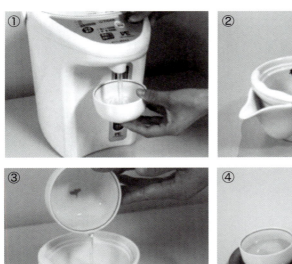

an EXERCISE

【練習問題】熊本県が全国第1位の生産量を誇るお茶の種類は次のうちどれでしょうか？

① 煎茶　　② 玉露　　③ 玉緑茶

049

6 くまもとの水産業

とる・つくる・育てる

水産業の特徴は？

　熊本県では，有明海，八代海，天草の西側の海域，球磨川，緑川や菊池川などの河川が漁場となっています．海で漁業を行っている人の数は平成25年で約7,000人，その5年前より2割ほど減少しています．熊本県の漁業の生産量には非常に大きな特徴があります．海の漁業生産量（年間21,780トン）に対して，養殖業生産量がその約3倍の61,845トンに達しています（図1）．同じことが，内水面（川や池）の漁業生産量にも当てはまります．漁業生産量が年間71トンに対して，養殖業生産量は約9倍の605トンに達しています．また，生産額でも，海の漁業では年間約74億円を揚げているのに対して，海面養殖業では約4倍の281億円に達しています．養殖されているものは高級な種類が多いので，漁獲量に対しての生産額の割合が，漁業よりも養殖業の方が高くなる傾向があります．

　熊本県が面する有明海や八代海はいずれも波の穏やかな内湾で，約2万haにも及ぶ広大な干潟を擁しています．そのため，その干潟や内湾を使って養殖業が発達してきました．また，遠浅の天草の西側の海も含めて，沿岸漁業の場としても使われてきました．

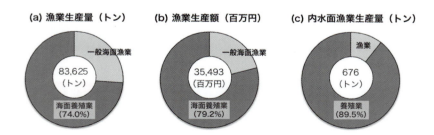

図1 熊本県における平成24年の海面漁業の生産量と生産額，内水面漁業生産量．熊本県農林水産部（2015）[1]の情報をもとに作図

| 環境 | 2 生産 | 加工・流通 | 消費・調理 | 健康 | 文化 |

海ではどんなものが養殖されているの？

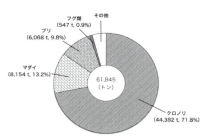

図2 熊本県における平成24年の
海面養殖業の種類別生産量[1]

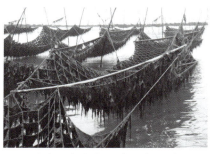

図3 たわわに実ったノリ
（熊本市緑川河口干潟にて）

　海で養殖されている海産物は何？と問いかけると，マダイやブリと答える人が多いと思います．最近は，マグロと答える人もいるかと思います．ところが，熊本県はちょっと違います．それは干潟やその沖合いでノリを養殖しているからです．クロノリの年間生産量は平成24年に44,382トンに達し，全国第4位の生産量を誇っています（図2）．もっとも海で盛んに行われている養殖業は海藻（クロノリ）の養殖で，養殖業生産量全体の約7割を占めています．冬になると，有明海や八代海の干潟にはノリヒビが林立し，ノリがたわわに実ります（図3）．贈答用に使われるノリのほとんどは，有明海産のクロノリで作られています．

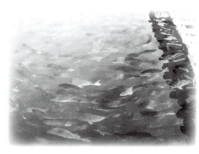

図4 生け簀で養殖されるマダイ
（天草市楠浦にて）

　その他に養殖されている主なものは，マダイ（8,154トン），ブリ（6,068トン），真珠（591トン）などです．この中で，マダイは愛媛県

051

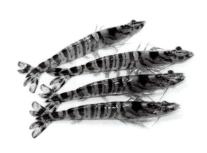

図5 天草産活きクルマエビは，日本のブランド食材！[2)]
写真提供：熊本県県南広域本部

についで全国第2位の生産量を揚げています．また，その他に含まれていますが，クルマエビの年間生産量は302トンに達しています．国内生産量としては第3位ですが，活きクルマエビは最高級品として珍重されています（図5）．実は，日本のクルマエビ養殖業の発祥の地は天草にあります．明治38年，現在の上天草市の維和島で，天然の稚エビを海岸沿いの養殖池で育てたことに端を発しています．その伝統が今に続いています．

海ではどんなものが獲れているの？

　熊本県の漁業は沿岸漁業が中心となっています．漁獲量の上位には，その沿岸漁業を象徴する種類が並んでいます．平成24年の年間漁獲量21,780トンの中で，第1位はイワシ類（カタクチイワシ，ウルメイワシ，マイワシ）の7,397トンで，全体の34.0%を占めています．第2位はアサリ類です．平成24年には1,167トンが干潟から漁獲されています．40年前には，その漁獲量は年間に4万トンを超え，日本最大のイワシ漁場が熊本県にありました．その頃と比べると1/20以下の漁獲量になっていますが，これを回復させるための様々な努力が続けられています．

　漁獲量第3位は，おそらく他県の方だけでなく，熊本県にお住まいの方も意外に思われるかもしれませんが，コノシロ（1,541トン）です（図6）．コノシロの漁獲量としては，全国で第1位を占めています．特に県南地域

| 環境 | 2 生産 | 加工・流通 | 消費・調理 | 健康 | 文化 |

や天草地域で，コノシロ寿司や南蛮漬けにして食べられています．みりん干しなどに加工したり，上天草市では卵巣を醤油で甘辛く煮付けるという食べ方もあります．同じ種類の魚ですが，体長 10 cm 程度の小型のものは「コハダ」と呼ばれ，江戸前の握りずしでは珍重されています[3]．

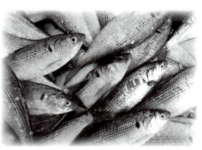

図 6 コノシロ[2]
写真提供：熊本県県南広域本部

第 4 位はマダイ（868 トン）です．その他，クルマエビが 22 トン獲られています．漁獲量は多くありませんが，熊本県の有明海から天草灘沿岸にかけて獲られたものは、全国の市場で最高級品として珍重されています．

内水面（川や池）ではどんなものが獲れているの？

熊本県の内水面（川や池）の漁業で獲られているものは，圧倒的にアユです．年間漁獲量 42 トンは内水面で獲られる天然の魚類の約 6 割を占めています．養殖量も 133 トンに達しています．また，養殖による生産量では，マス類（148 トン），ウナギ（136 トン），コイ（22 トン）などが主な魚種になります．このうちマス類とは，ほとんどがヤマメですが，ニジマス，コイなども養殖されています．

an EXERCISE

【練習問題】熊本県の海面漁業で獲られている魚介類で，漁獲量第 3 位はどの種類でしょうか？

① マダイ　　② コノシロ　　③ アサリ

7 くまもとの畜産，あか牛とジャージー牛

あか牛

熊本県には，主に乳牛として飼育されている白と黒のまだらな「ホルスタイン種」と，肉牛として飼育されている黒一色の「黒毛和種」，褐色の毛が特徴的な「褐毛和種（熊本系）」，ホルスタイン種と黒毛和種のかけ合わせの「交雑種」がいます．「あか毛

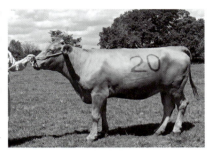

図1 褐毛和種（熊本系）[1]

和牛（褐毛和種（熊本系））」は，熊本では「あか牛」という呼び名で親しまれており，体格が大きく温厚な性質で，放牧に適しているという特徴があります（図1）．日本では現在，約21,000頭が育てられており，うち約15,000頭が熊本県で飼育されています．あか牛は，古くから県内各地で育てられていた在来の牛がルーツです．これらの牛は，一般に体質が強健で粗食に耐え，性質温順で使役に適していました．

1900（明治33）年，国策により外国種と在来牛の交雑により和牛を改良する方針がとられ，熊本県ではブラウンスイス種やシンメンタール種等の種雄牛の貸付けが始まりました．中でも，明治40年頃から導入された乳肉兼用種であるシンメンタール種は，体格の大型化や毛色の単一化に貢献し，代表的な種雄牛「ルデー号」は阿蘇農業高校（現，阿蘇中央高校）に骨格標本が残されています．

大正初期からは，他県で多く飼育されていた黒毛和種と分けて，あか牛の改良が進められ，1923（大正12）年には，熊本県が赤毛肥後牛登録規程や，標準体型，審査標準を制定し，登録事業が開始されました．高知県でも同様に改良が試みられました．その結果，1944（昭和19）年に，熊

| 環境 | 2 生産 | 加工・流通 | 消費・調理 | 健康 | 文化 |

本県と高知県の両者の褐毛和種が日本固有の肉用種に認定され，1948年に発足した全国和牛登録協会[2]で一元的に登録されるようになりました．その後，1951年に日本あか牛登録協会が発足し，熊本系の褐毛和種は同協会によって登録が実施されています．熊本系のあか牛は，高知系のものよりやや淡色で，毛色は黄褐色から赤褐色，角，蹄はべっこう色をしています．体格は，体高で雄が143 cm，雌が130 cmくらい，体重では雄が950 kg，雌が600 kgくらいに成長します．

　日本で販売されている牛肉のうち，国内でもっとも長い期間飼育された牛の肉は「国産牛肉」，国内よりも外国で長い期間飼育された牛や外国でと畜された牛の肉は「輸入牛肉」として，販売されます．「国産牛肉」には，品種により「和牛」または「交雑牛」と表示できるものがあります．「和牛」とは「黒毛和種」，「褐毛和種」，「日本短角種」，「無角和種」と，これらの交配種を指します．「交雑種」は，乳用種と和牛（主に黒毛和種）を交雑した牛を指します．ホルスタイン等の乳用種などで，「和牛」や「交雑種」ではないものは，「国産牛肉」のみの表示となっているのが一般的です．

　和牛の中でもっとも多く生産されているのは黒毛和牛です．食肉用の和牛全体の95%以上を占めています．黒毛和牛は全国で生産されていて，神戸ビーフ，松阪牛，近江牛，佐賀牛などが含まれます．黒毛和牛の最大の特徴は，脂肪交雑が多いことです．これに対して，あか牛は脂肪交雑が適度で，うま味を豊富に含む赤身が多いことが特徴となっています．熊本県では，平成25年5月に阿蘇地域が世界農業遺産の登録を受け，熊本県の悠久の宝である阿蘇草原を再生し，あか牛を増やしていくために，繁殖用の雌牛の導入にかかる費用を補助したり，牧柵などの放牧拡大への支援などを行っています．

ジャージー牛

ジャージー種は，イギリス領海峡諸島のジャージー島が原産です．フランスからのブルトン種とノルマン種との交雑種を基礎として，1763年以降は他品種との交雑を行わず，純粋繁殖を続けて成立した品種です．毛色は淡褐色から黒味がかった

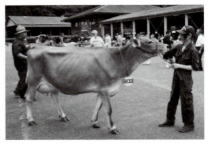

図2 熊本県のジャージー牛

暗褐色まで変異が大きい．体型は理想的な乳用タイプで，痩せ型でかどばっていながら，眼は大きく両眼間が凹んでいて，気品ある雰囲気を醸し出しています．体格は，体高で雄が135 cm，雌が122 cmくらい，体重では雄が700 kg，雌が380 kgくらいと小型です．乳量はあまり多くなく3,600 kg程度で，脂肪分は5.1%と高いという特徴があります．牛乳に含まれる脂肪球が大きく（3.9 μm），クリームの分離が容易で，乳脂のカロチン含量が高いので，バター原料乳として高い評価を受けています．しかしながら，その反面，肉量が乏しく，体脂肪の黄色味も強いので，産

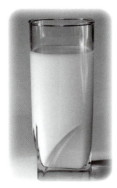

肉性や流通面で不利であるために，経済性は高くありません．

日本では1874（明治7）年に輸入され，専業搾乳業者が飲用乳の乳脂率を調整するために少数の牛が飼育されていました．1954（昭和29）年，食料自給のための畜産振興を目指した酪農振興法が制定されて，原料乳の生産地域にジャージー種の導入が奨励されました．その結果，1960（昭和35）年

| 環境 | 2 生産 | 加工・流通 | 消費・調理 | 健康 | 文化 |

頃までには，オーストラリア，ニュージーランド，アメリカから 12,400 頭程度が輸入されて，集約農業地域の希望者へ配布されました．その後，25,000 頭程度まで頭数が増えましたが，牛乳メーカーに歓迎されず，飲用乳地域の拡大に伴い，乳量の多いホルスタイン種に押されて，少しずつ数が減っていきました．

　ジャージー牛はホルスタインより濃厚な牛乳が取れるため，現在では，小規模な牧場で，高脂肪，高品質を特色とした製品作りに多く利用されています．熊本県では阿蘇郡小国郷（小国町・南小国町）に，昭和 32 年に農家の生活向上を目的として，オーストラリアから 98 頭のジャージー牛が導入されました[3]．それ以来，地域ぐるみで牛乳生産の取り組みが続いてきました．昭和 33 年には当時の小国農業協同組合が牛乳処理工場を竣工し，翌年から学校給食へジャージー牛の牛乳の供給が始まりました．大手スーパーなどでのＰＲ活動を通して，「阿蘇小国ジャージー」牛乳のブランド化が図られてきました．現在，小国郷で飼育されているジャージー牛は約 1,400 頭に増えて，全国屈指の生産地となるまでに発展しています．

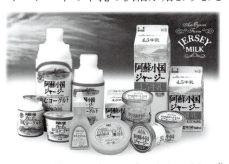

図 3　阿蘇小国ジャージー牛乳の製品[4]

an EXERCISE

【練習問題】国内で飼養されている褐毛和種の牛で，熊本県産はどのくらいの割合を占めているでしょうか？

① 約 30%　　② 約 50%　　③ 約 70%

8 くまもとの畜産，豚

豚の品種

豚の祖先のイノシシは世界中に広く生息し，各地で家畜化されました．家畜ではもっとも産子数が多く，一度に10頭程度の子豚を産みます．発育が速く，飼料の利用性にも優れています．このような特徴はイノシ

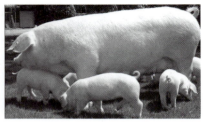

図1 ランドレース種

シの能力を改良して得られたものです．日本ではつぎの6品種が広く飼育されています．

① ランドレース種（雌系）：デンマーク原産．白色で大型，顔が長く，垂れ耳．たくさんの子供を産み，泌乳に優れ子育て上手．

② 大ヨークシャー種（雌系）：イギリス原産．白色で大型，顔が少ししゃくれ，立った耳．産肉性と繁殖性ともに良好．

③ デュロック種（雄系）：アメリカ原産．茶褐色で大型．発育が早く，産肉能力（肉質が良い）が高く，主に雄豚として飼育されている．

④ ハンプシャー種（雄系）：アメリカ原産．毛色は黒地で，肩に白い帯．産肉性良好．

⑤ 中ヨークシャー種：イギリス原産．白色で中型，顔はしゃくれている．ロース芯は小さいが，きめ細かい肉質，発育は遅い．

⑥ バークシャー種：イギリス原産．黒色で，四肢，鼻，尾が白く（六白），中型．黒豚と呼ばれる品種で，繁殖性は落ちるが肉質がよい．

これらの西洋系の品種のほかに，梅山豚（メイシャントン）やアグー豚などアジア系の品種もあります．また，複数の品種・系統から体系的に作り出され，安定的な特性を持つ「ハイブリッド豚」も普及しています．

| 環境 | 2 生産 | 加工・流通 | 消費・調理 | 健康 | 文化 |

現在の養豚では，純粋種の豚は主に肥育豚を生産する母豚や雄豚を生産するために飼育されています．一方，肥育豚では，純粋種の特徴と雑種強勢効果（雑種の子の能力が純粋種の両親に優る現象）を利用した交雑種が多く用いられています．たとえば，繁殖能力に優れたランドレース種と大ヨークシャー種を掛け合わせた雑種豚を母豚に，産肉能力の優れたデュロック種を父豚にして，さらに優れた能力をもつ雑種豚（三元交雑種）を生産します．

豚の飼育方法

かつては，肥育の「もと豚」を生産する「繁殖農家」と，「もと豚」を「繁殖農家」から購入し，肥育して出荷する「肥育農家」に分かれていました．最近では，繁殖から肥育までを一貫して行う農家が多くなり，大規模で効率的な経営を行う農場も多く見られます．母豚から生まれた子豚は，生後約1か月で離乳します．3か月齢くらいまでは「子豚」，それから8か月齢までは「育成豚」，それ以後は「成豚」と呼ばれます．繁殖豚は，育成期が終わる8か月齢から種付け（雄と交配または人工授精）します．妊娠期間は114日間（3月3週3日）で，ほぼ満1歳で分娩（初産）後，1年間に約2回の分娩を繰り返します．肥育豚（肉用豚）は，離乳後，肥育用飼料に慣れさせ，2か月齢くらいで肥育用飼料に切り替えます．その後5〜6か月齢で，体重が約110 kgに達するまで肥育され，出荷されます．

豚肉の特徴

豚はあらゆる部分が食用となり，捨てるところがありません．日本では，明治時代の中頃から普及し始めました．豚肉には牛肉の約10倍のビタミンB_1が含まれています．ビタミンB_1は糖質代謝や神経の働きに関係しているた

め，イライラを防ぎ疲労回復に効果があります．しかし，食べ過ぎてしまうと，疲労の元になるピルビン酸が増え，体内の水素と結びついて疲労物質の乳酸がたまります．それを防ぐために，クエン酸を多く含むレモンなどを一緒に摂ると，ピルビン酸はクエン酸に変化し，エネルギーに変わります[1]．

豚肉の部位は農林水産省の「食肉小売品質基準」により，つぎの7部位に分けられ，部位による肉質の違いは少なく，どの部位もおいしく料理できます[2]．

① かた：肉はやや粗くかためで，肉色は他の部位に比べてやや濃いめです．脂肪が多少あるため，薄切りや角切りにして長時間煮込むとよい味が出ます．シチューやポークビーンズなどに向いています．

② かたロース：赤身の中に脂肪が粗い網状に混ざり，きめはやや粗くかためですが，味は濃厚でコクがあります．カレーや焼き豚，しょうが焼きなどに適しています．

③ ロース：きめが細かく，適度に脂肪がのった，ヒレと並ぶ最上の部位．とんカツやすき焼き，ローストポーク，焼き豚に向いています．

④ もも：ヒレについでビタミンB_1が多く，脂肪が少なくきめの細かい部位です．ローストポークやステーキ，焼き豚など，肉本来の味を楽しむ料理に向いています．ボンレスハムの材料です．

⑤ ばら：濃厚な味の部位で，赤身と脂肪が交互に3層くらい重なっています．骨付きはスペアリブと呼ばれ，骨周辺の肉は特によい味です．角切りにして，シチューや角煮などに向いています．

⑥ ヒレ：もっともきめが細かく，柔らかい最上の部位．脂肪は少

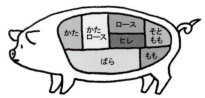

図2　豚肉の部位とその名称

なくビタミンB_1を多く含み，低カロリーです．コクに欠け，とんカツやステーキなど油を使った料理向きです．
⑦ そともも：お尻に近い部位で，牛肉でいう「らんぷ」と「そともも」の2つの部位にあたります．ほとんどの豚肉料理に向きますが，肉色の濃いめの部分はきめが粗いので，薄切りや煮込みに適しています．

熊本県の養豚

　熊本県内で養豚業を営む農家は，昭和40年代には1万戸を超えていましたが，年々減少し，平成26年には236戸となりました．一方，飼育頭数はほぼ横ばいで，平成26年は繁殖用母豚約27,000頭を含む約31万頭が飼育されました．1戸当たりの飼育頭数は年々増加し，平成26年には1,317頭になりました．1,000頭以上を飼育する農家戸数は全養豚農家戸数の約半数を占め，経営規模の拡大が進んでいます．

熊本県産ブランド豚肉

　熊本県農業研究センター畜産研究所では，強健性に優れ，高い産肉能力を持つ豚「ヒゴサカエ302」を開発して，平成18年に「ひごさかえ肥皇」というブランド豚を完成させました．この豚は，「くまもと県産ブランド豚肉ひごさかえ肥皇認定基準」を満たした県内の生産者4戸で生産されるようになり，現在，年間約5,000頭が出荷されています．

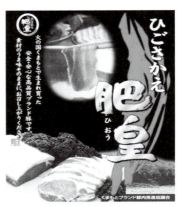

図3　県産ブランド豚肉
「ひごさかえ肥皇」[3]

9 くまもとの畜産，天草大王

鶏（天草大王）の復元

熊本県には，江戸時代から明治時代にかけて熊本県独自の「肥後五鶏」と呼ばれる5種類の鶏（肥後ちゃぼ，熊本種，久連子鶏（くれこどり），地すり，天草大王）が飼育されていました．しかし，昭和初期には「地すり」，「天草大王」は絶滅してしまい，「肥後ちゃぼ」，

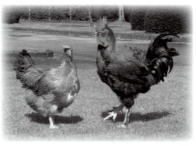

図1　復元された「天草大王」[1]

「熊本種」，「久連子鶏」も絶滅寸前の状態でした．こうした状況を危惧した熊本県では，昭和51年から絶滅寸前の3つの品種の保存改良と地すりの復元に取り組み，平成4年からは「天草大王」の復元を始めました[1,2]．

すでに絶滅した「天草大王」の復元には，関連する文献の収集から始めました．それらの情報によると，「天草大王」は，明治中期に「ランシャン種」と呼ばれる品種をもとにして，天草地域で大型品種へ改良されたものでした．はじめは「シャモ」に似ていましたが，後に「ランシャン種」に似た体型となり，羽根の色は「名古屋種」に似た濃猩々（のうしょうじょう）色で，雄は6.8 kgに達していました．歯ごたえのある肉は深いうま味を持ち，博多の水炊きの材料として出荷され，高値で取引きされていました．天草地方で飼われていたことと，体の大きさから「天草大王」と名付けられましたが，大型種のために産卵率が低く，昭和初期に絶滅しました．

上述の文献情報をまとめると，「天草大王」は明治時代に輸入された中国原産の「ランシャン種」に，天草地域で飼育されていた「軍鶏（しゃも）」と「コーチン」を交配して改良した大型の鶏であるという結論を得ました．また，家禽図鑑に掲載された「天草大王」の雄と雌の白黒写真や，三井

高遂氏が飼育していた「天草大王」を小林画伯が描いた油絵の写真も入手し，体型や羽色がわかりました．平成4年に復元の企画を開始した時には，「天草大王」の基礎となった「ランシャン種」は日本で飼育されておらず，中国からも検疫などの関係から輸入できませんでした．そこで，入手先を探したところ，アメリカのアイオワ州で飼育されていることがわかり，雛100羽を輸入しました．

　平成4年に，熊本県農業研究センター畜産研究所にて，輸入した「ランシャン種」と福岡県や熊本県内で保有されていた「大軍鶏」ならびに「熊本種」を大型に改良した「熊本コーチン」との交配が始まりました．翌年，これらの2つの交雑種同士をさらに交配して，「ランシャン種」の血液50%，「大軍鶏」の血液25%，「熊本コーチン」の血液25%を持つ「天草大王」第1世代が作られました．以後，1年1世代のペースで，発育（体重）と羽根の色に重点において選抜交配を第7世代まで繰り返し，平成12年

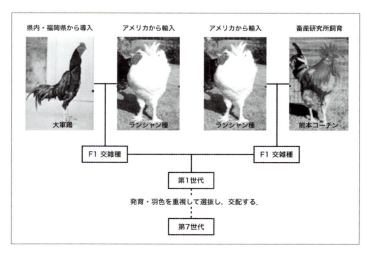

図2　天草大王の復元方法

に復元できました．第7世代の雄の平均体重は5.3 kg（最大6.7 kg），雌の平均体重は4.4 kgとなり，雄のもっとも大きい個体は文献に記載されていた体重と同等になりました．また，姿形，羽色，鶏冠ともに油絵そっくりになりました．その後も体重は大きくなり，最大の雄は体重が7.5 kgに達しています．

天草大王を使った地鶏の生産

　復元した「天草大王」（「原種天草大王」に名称変更）を活用した地鶏の開発に取り組みました．「原種天草大王」の雌は産卵率が低く，雛の生産効率が悪いため，大分，宮崎県の協力を得て産卵率の高い「九州ロード」を作り上げ，「原種天草大王」と交配して，くまもとの地鶏「天草大王」の生産を行うことになりました．「天草大王」は関係者や一般消費者の間で何度も試食を繰り返し，味や風味が好ましい100～150日を飼育期間とし，雄が約4 kg，雌が約3 kgで出荷されています．

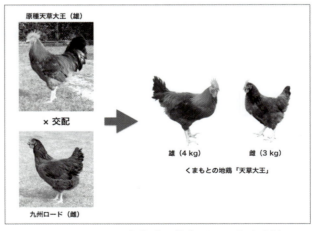

図3　くまもとの地鶏「天草大王」の生産方法

| 環境 | 2 生産 | 加工・流通 | 消費・調理 | 健康 | 文化 |

くまもとの地鶏「天草大王」

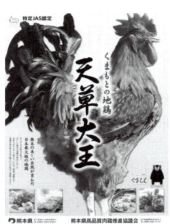

「天草大王」の生産普及にあたり，熊本県高品質肉鶏推進協議会が定めた選定基準を満たした4戸の生産者が，平成15年2月から「くまもとの地鶏 天草大王」の生産を開始しました．その後，地鶏肉の特定JAS規格の認定（平成17年）を受けるとともに，その物語性からメディアでも数多く取り上げられました．平成27年度では8戸（10農場）で，年間14万羽が生産されています．「天草大王」の主力生産地は，名前の由来の如く，天草地方の6つの農場で，生産量の約半分を占めています．

「天草大王」の鶏肉販売が開始され，知名度が高まるとともに県内のみならず県外からの取引量も多くなり，平成27年7月末，現在では全国展開店舗を含む321店舗で販売されています（熊本県畜産課調べ）．

an EXERCISE

【練習問題】くまもとの地鶏「天草大王」は，一般消費者を含めた試食を繰り返し，味や風味が好ましい飼育期間を設定しました．その期間とは何日でしょうか？

　　① 50〜80日　　② 100〜150日　　③ 200〜250日

Column
くまもと農業アカデミー

　農業大学校では，農業者に学びの場を提供し，そのステップアップを応援することを目的に，平成24年より農業従事者を対象として，熊本県立大学，東海大学，農業研究センター，産業技術センター，県立農業高校，民間の農業関連メーカーなどの知的資源を結集し，「くまもと農業アカデミー」を実施しています．

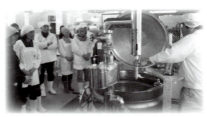

農産物加工講座（八代農業高校）

　このアカデミーでは，最新栽培技術，農業経営高度化，6次産業化（農産加工）チャレンジ，農業機械専門など，5つのコースを設定し，自由に講座を選択していただき，農業者のステップアップを支援します．講座を開設した平成24年度には15講座，849人だった受講者は，平成27年度には47講座，1,902人に増えました．受講者は20代～60代に及び，就農5年未満の方が多い傾向にあります．栽培技術や機械メンテナンス等の経営に直結するものを学びたいというのが多くの方の動機のようです．今後は，就農10年以降の農業者のリカレント教育の推進を目指しています．

　アカデミー受講後，「農産物輸出G-GAP」を受講したジャンボニンニク生産者が台湾や香港で販売したり，「農産物加工」を受講した野菜ソムリエの受講者は，生産者と共同で農菓子を商品化したなどの例があり，アカデミーの講座が実践に活かされています．

　平成27年度からは，開催場所をさらに広げて講座を開催しています．病害虫や圃場の土のサンプルを講座に持込む実践的な講座や，インターネットで受講できるオンライン講座，各地域からの要望で実施する「出前アカデミー」などを開設し，より充実した内容と学びやすい環境づくりを目指し，農業者の学びを応援していきます．

| 環境 | 生産 | 加工・流通 3 | 消費・調理 | 健康 | 文化 |

第3章　手を加える・とどける

現在，加工食品，調理済み食品の占める割合が増えて，食生活は加工食品依存型になりつつあります．加工食品には功罪両面がありますが，その長所を活かすためには，食品の材料，加工・保蔵技術，安全性などについて，正しい知識を持つことが必要です．本章では食品の加工・流通に関する知識を紹介します．

1 食品の表示と規格基準

食品表示法

平成27年（2015年）に食品表示法が施行されました．この法律で規定される食品は医薬品と医薬部外品を除くすべての飲食物で，添加物も含まれます．今回施行された食品表示法では，これまで食品衛生法，JAS法，健康増進法で定められていた食品表示に関する規定を1つにまとめて，事業者や消費者にもっとわかりやすい制度にすることを目指しています(図1)．

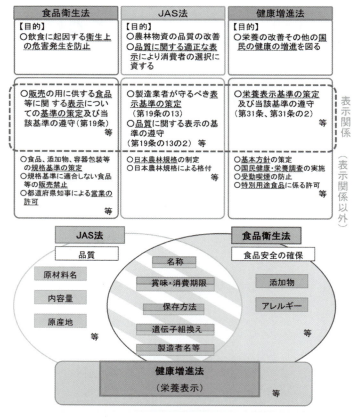

図1 2015（平成27）年に施行された食品表示法[1]

068

| 環境 | 生産 | 加工・流通 3 | 消費・調理 | 健康 | 文化 |

　この法律で定められた食品表示基準により，食品を販売する際には，名称，アレルゲン，保存方法，消費期限，原材料，添加物，栄養成分量，熱量，原産地などの表示が義務づけられました．また，健康の維持・増進をうたうことができる食品として，新たに「機能性表示食品」が追加されました．

I. アレルゲン

　食物アレルギーは，食物を食べた時に体がタンパク質などのアレルゲン（アレルギー原因物質）を異物として認識し，過敏な反応を起こすことです．食品表示基準では，加工食品でアレルギー症状を起こしやすい特定原材料7品目を含む場合には，そのことを表示しなければなりません（表1）．その他，20品目が原材料に使われている場合に表示が推奨されています．

表 1　アレルギー表示の対象品目

アレルギー表示	種類	対象品目
義務	特定原材料	えび，かに，小麦，そば，卵，乳，落花生
推奨	特定原材料に準ずるもの	あわび，いか，いくら，オレンジ，カシューナッツ，キウイフルーツ，牛肉，くるみ，ごま，さけ，さば，大豆，鶏肉，バナナ，豚肉，まつたけ，もも，やまいも，りんご，ゼラチン

II. 保存方法

　ほぼすべての加工食品，パック詰めした食肉，鶏の殻つき卵，切り身またはむき身にした鮮魚介類，柑橘類やバナナなど一部の果実類は，品質を保つための保存方法を，具体的に表示することが義務づけられています．

手を加える・とどける

III. 消費期限・賞味期限とは？

　食品の期限には「消費期限」と「賞味期限」があり，ほぼすべての加工食品および一部の生鮮食品には，どちらかの期限の表示が義務づけられています．

　消費期限：指定された方法で保存した場合，腐敗や変敗などによる品質劣化から，食品の安全性が保たれる期限が示されています．消費期限を過ぎたものは食べるのを避けた方が良いでしょう．

　賞味期限：指定された方法で保存した場合，期待される品質が保持される期限を示します．品質劣化の比較的遅い食品が対象となります．賞味期限を過ぎると，すぐに食べられなくなるわけではありません．

　消費期限，賞味期限，いずれも開封する前の期限を表していますので，一度開封したものは期限にかかわらず早めに食べる必要があります．

IV. 原材料・添加物の表示

　原材料名は，原材料全体に占める各原材料の重さの割合の高い順に表示されます（表2）．複合原材料（複数の原材料からなるもの）が使用されている場合は，名称の次にカッコをつけ，その複合原材料に占める重さの割合が高い原材料の順に表示されます．食品衛生法で定められた添加物が使用されている場合や，原材料に添加物が含まれる場合も，その重さの割合の高い順に表示されます．添加物は添加物の欄に表示されたり，原材料名の欄に原材料と区分して表示されます．添加物の表示方法は，①品名，

名　称	焼菓子
原材料名	小麦粉，砂糖，マーガリン，チョコレートチップ（乳成分を含む），卵，食塩
添加物	乳化剤（大豆由来），香料，カラメル色素，膨張剤
内容量	○枚
賞味期限	平成○○年○○月○○日
保存方法	直射日光を避け，常温で保存して下さい．
製造者	㈱熊県大食品　熊本県熊本市東区月出3-1-100

表2　原材料表示の例

| 環境 | 生産 | 加工・流通 3 | 消費・調理 | 健康 | 文化 |

簡略名または類別名，②用途名（甘味料，着色料，保存料など），③一括名（イーストフード，ガムベース，かんすいなど）の３つがあります．食品の完成前に除去される加工助剤，原材料の加工工程で使用されるが，その食品の加工工程では使用されない物質，栄養強化目的の添加物（ビタミン，ミネラル，アミノ酸など）は，添加物としての表示が免除されています．

V. 栄養成分表示

食品表示法では，栄養成分（たんぱく質，脂質，飽和脂肪酸，n-3系脂肪酸，n-6系脂肪酸，コレステロール，炭水化物，糖質，糖類，食物繊維，ミネラル，ビタミン）の量または熱量を表示する場合の基準を定めています（表3）[2]．このうち，熱量およびたんぱく質，脂質，炭水化物，ナトリウム（食塩相当量に換算したもの）の量については，原則としてすべての一般用加工食品および一般用添加物に表示が義務づけられています．また，飽和脂肪酸と食物繊維は推奨，糖質，糖類，コレステロール，ビタミン，ミネラルは任意表示とされています．なお，生鮮食品，業務用加工食品および業務用添加物にも，栄養成分の表示ができますが，その場合も食品表示基準に規定された方法に従うことになっています．

栄養成分表示（1本（100 g）あたり）	
熱量	67　kcal
たんぱく質	3.3 g
脂質	3.8 g
炭水化物	4.8 g
食塩相当量	0.1 g
カルシウム	125 mg

表3　食品の栄養成分表示の例

VI. 原産地表示

生鮮食品では原産地（輸入品は原産国）の表示が義務づけられています．また，生鮮食品に近い26品目の加工食品（例：農産物漬物，緑茶，うなぎ加工品）も，同様な原料の原産地表示が義務づけられています[3]．

保健機能食品制度

　食品には，栄養素の供給源としての一次機能，おいしさを感じさせる二次機能，体の調子を整える三次機能があります．保健機能食品制度はこの三次機能に着目して創設され，一定の条件を満たした食品を「保健機能食品」と呼ぶことが認められています[4]．国への許可，食品の目的，機能などの違いにより，「特定保健用食品」，「栄養機能食品」，平成27年に新設された「機能性表示食品」[5,6]の3つに分けられます（図2）．

I. 栄養機能食品

　身体の健全な成長，発達，健康の維持に必要な栄養成分を補給するための食品です[7]．高齢化や食生活の乱れなどにより，通常の食生活を送ることが難しい場合に，不足する栄養成分を補給するために利用します．対象となる栄養素は，ビタミン13種類（ナイアシン，パントテン酸，ビオチン，ビタミンA，B_1，B_2，B_6，B_{12}，C，D，E，K，葉酸）と，ミネラル6種類（亜鉛，カルシウム，鉄，銅，マグネシウム，カリウム）およびn-3系脂肪酸です．1日あたりの摂取目安量に含まれる栄養成分量が，規格基準の上限量と下限量の間に設定されていれば，その栄養成分の機能を表示できます．

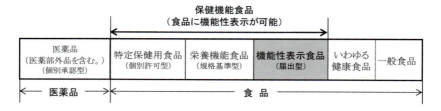

図2　保健機能食品に加えられた機能性表示食品[5]

II. 特定保健用食品

　特定保健用食品（トクホ）は「食生活において特定の保健の目的で摂取をする者に対し，その摂取により当該保健の目的が期待できる旨の表示をするもの」と規定されています[8]．つまり，体の生理機能などが向上する成分を含み，血圧や血中コレステロールを正常に保つことを助けたり，お腹の調子を整えたりするなど，特定の保健の目的が期待できる食品です．特定保健用食品の指定を受けるためには，個別に生理機能や特定の保健機能を示す有効性や安全性などについての審査を受け，表示について消費者庁長官の許可を受けることが必要です．特定保健用食品には許可証票（図3）がつけられています．

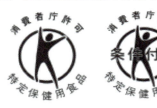

図3　特定保健用食品のマーク

III. 機能性表示食品

　健康な方（未成年者，妊産婦（妊娠を計画している方を含む）および授乳婦を除く）に対し，機能性関与成分が健康の維持および増進に役立つことが期待できることを，科学的根拠に基づいて容器包装に表示した食品です[5, 6]．販売前に安全性および機能性に関する情報が消費者庁長官へ届け出られ，機能性の評価は最終製品を用いた臨床試験もしくは最終製品または機能性関与成分に関する文献調査のいずれかによってなされます．特定保健用食品のように国が安全性と機能性を審査して許可したものではなく，事業者が自らの責任で科学的根拠をもとに表示していることに特徴があります．

＊本節は，そのほか，消費者庁ホームページ[9]を参考に執筆しました．

2 生産条件と栄養成分

　2015（平成27）年度日本の食料自給率は，摂取エネルギーでは39％，生産額では66％，約4〜7割の食料は海外から輸入されています[1]．植物性，動物性の食品を問わず，品種や生育環境で栄養成分は変化し，同じ食品でも生産国によって栄養成分が異なります．国産の農畜産物についても同じことが言えます．野菜や果実，魚介類などの生鮮物には旬があります．旬の作物は新鮮でおいしく，市場に出回る量も多いため，安価なものが多くなります．ここでは，生産条件がどれくらい栄養成分に影響するかについて解説します．

生産地による栄養成分の違い

　2000（平成12）年のJAS法改正によって生鮮食品の品質表示基準が示され，この基準は「第3章 1 食品の表示と規格基準」で解説したように食品表示法で1つにまとめられています．原産地表示の義務化に伴い，今後は産地ごとの栄養成分データが蓄積されたり，ブランド化された産物で栄養成分が異なる場合には，その栄養成分を別途記載することが可能になると考えられます．

　熊本県では，牛肉，鶏肉，鶏卵などについて，飼料を見直すことで安全性や栄養性を向上させ，ブランド化する動きがあります．例えば，天草大王に飼料用米を与えることで，n-3系不飽和脂肪酸が増加し，n-6/n-3比が改善するという研究結果が出ています（n-6/n-3比は4：1程度が良いとされていますが，一般に鶏肉のn-6/n-3比は8〜9：1程度です）．

　産地による栄養成分の違いについては，まだ限られた情報しか得ることができませんが，日本食品標準成分表2015[2]に掲載されたいくつかの食品については，国産品と輸入品の間に栄養成分の違いを見出すことができます（表1）．

I. 大豆の例

大豆は，豆腐，みそ，しょうゆなど日本の伝統的な食品の原料として重要な作物ですが，ほとんどが米国やブラジルから輸入されています．国産大豆はビタミンKの含量が少なく，ブラジル産はビタミンEの含量が高いという特徴があります．また，国産と中国産は，エネルギー，脂質含量，カルシウム含量が低い傾向にあります．

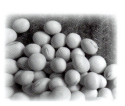

表 1　国産大豆と輸入大豆 100 g あたりの栄養成分の比較

産　地	エネルギー (kcal)	水分 (g)	タンパク質 (g)	脂質 (g)	カルシウム (mg)	ビタミンE (mg)	ビタミンK (mg)	葉酸 (μg)
国　産	422	12.4	33.8	18.6	180	25.1	18	260
米国産	433	11.7	33.0	19.9	230	22.8	34	220
中国産	422	12.5	32.8	17.9	170	29.4	34	260
ブラジル産	451	8.3	33.6	20.2	250	32.2	36	220

＊栄養成分データは日本食品標準成分表 2015[2] にもとづく

II. 牛肉の例

わが国では脂肪交雑肉が好まれる傾向にありますが，生産地によって脂質含量が異なります．熊本県では褐毛和種（あか牛）が多く飼育され，国内で総飼育頭数の約 7 割を占めています．夏季に放牧されること，遺伝的に脂肪の交じる率が少ないことなどから，脂質含量が少なく，レチノール含量が高い傾向があります．近年，牛肉の輸入量が増加していますが，輸入牛肉も脂肪の交じりが少ないことから，食品成分表では輸入肉の栄養成分が分けて記載されています．部位の違いによる栄養成分の差も大きいのですが，総じて輸入牛肉は水分が多く，脂質含量が和牛肉の 1/2 ～ 1/6，

075

エネルギー量も 2/3 以下となっています．タンパク質は輸入牛肉の方が若干多くなっています（表2）．

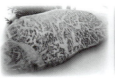
和牛肉

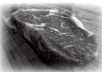
輸入肉

表2 和牛肉と輸入牛肉の栄養成分の比較
（赤肉，生，可食部 100 g あたり）

部 位	種 類	エネルギー (kcal)	水分 (g)	タンパク質 (g)	脂質 (g)
か た	和牛肉	201	66.3	20.2	12.2
	輸入牛肉	130	73.9	20.4	4.6
リブロース	和牛肉	436	47.2	14.0	40.0
	輸入牛肉	179	68.6	21.7	9.1
サーロイン	和牛肉	317	55.9	17.1	25.8
	輸入牛肉	136	72.1	22.0	4.4
も も	和牛肉	193	67.0	21.3	10.7
	輸入牛肉	132	74.2	21.2	4.3
ヒ レ	和牛肉	223	64.6	19.1	15.0
	輸入牛肉	133	73.3	20.5	4.8

＊栄養成分データは日本食品標準成分表 2015[2] にもとづく

III. 天然魚と養殖魚の例

周囲を海に囲まれた日本は，古くから魚介類を中心とした食文化が発達してきました．近年では養殖技術も発達し，養殖魚も多く出回っています．天然魚と養殖魚を比較すると，養殖魚は水分が少なく，脂質やビタミンD，E含量が高い値を示します（表3）．脂肪酸組成にはさほど差がありませんが，脂質含量が高い分，養殖魚で脂肪酸含量が高くなっています．

| 環境 | 生産 | 加工・流通 3 | 消費・調理 | 健康 | 文化 |

表3　天然魚と養殖魚の栄養成分の比較（生，可食部100gあたり）

魚種	様式	水分 (g)	タンパ ク質 (g)	脂質 (g)	ビタミンD (μg)	ビタミンE (mg)	脂肪酸（g）		
							飽和	不飽和	
								一価	多価
アユ	天然	77..7	18.3	2.4	1.0	1.2	0.65	0.61	0.54
	養殖	72.0	17.8	7.9	8.0	5.2	2.44	2.48	1.40
マダイ	天然	72.2	20.6	5.8	5.0	1.0	1.47	1.59	1.38
	養殖	68.5	20.9	9.4	7.0	2.4	2.26	2.72	2.44
ヒラメ	天然	76.8	20.0	2.0	3.0	0.6	0.43	0.48	0.61
	養殖	73.7	21.6	3.7	19	1.6	0.80	0.95	1.17

*栄養成分データは日本食品標準成分表2015[2]にもとづく

IV. 国内で水揚げした魚と見た目や味が似ている輸入品の魚

　国内で水揚げした魚に対して，見た目や味が似た代替品の輸入魚があります．種類が異なるので栄養成分に大きな差が見られます．例えば，日本近海で獲られる「マアジ」に対して，ヨーロッパ諸国から輸入されているアジ類では「ニシマアジ」が約7割を占めています．両者を外見で区別するのは非常に難しいのですが，栄養成分では大きく異なります．「マアジ」は水分やカルシウムを多く含み，「ニシマアジ」は脂質含量やレチノール活性当量が「マアジ」の約2倍となっています．脂肪酸組成では，「ニシマアジ」の一価不飽和脂肪酸の割合が高くなっています．

表4　マアジとニシマアジの栄養成分（生，可食部100gあたり）

魚　種	水分 (g)	タンパ ク質 (g)	脂質 (g)	カルシウム (mg)	レチノール活性 当量（μg）	脂肪酸（g）		
						飽和	不飽和	
							一価	多価
マアジ	75.1	19.7	4.5	66	7	1.10	1.05	1.22
ニシマアジ	69.9	19.6	9.1	26	16	2.16	3.07	1.89

*栄養成分データは日本食品標準成分表2015[2]にもとづく

手を加える・とどける

収穫時期と栄養成分

ホウレンソウを例に挙げて，収穫時期による栄養成分の違いを解説します．ホウレンソウには，春に種を蒔いて夏に収穫する夏採りと，秋に種を蒔いて冬に収穫する冬採りがあります．夏採りは1カ月前後で収穫されますが，気温が高いため，

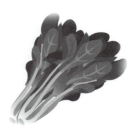

光合成によって作られた栄養成分の消費量が多くなります．冬採りは播種から収穫まで2カ月以上かかり，その間に土の成分を吸収して育ちます．そのため，糖度が高く，味も濃厚で，ビタミンCは夏採りより3倍程度多く含まれています（表5）．

表5　収穫時期によるホウレンソウのビタミンC含量の違い
（可食部100gあたり）

食品	部位，収穫時期	ビタミンC（mg）
ホウレンソウ	葉，通年平均，生	35
	葉，夏採り，生	20
	葉，冬採り，生	60

＊栄養成分データは日本食品標準成分表2015[2]にもとづく

　魚介類も収穫時期によって栄養成分が変化します．脂質含量は成長につれて増加し，雌は産卵期前にもっとも高くなります．アジやサバなどの回遊魚では，漁獲最盛期と漁獲量の少ない時期で脂質含量が異なります．漁獲最盛期には筋肉や皮下組織にエネルギー源として脂質を蓄積しているため，脂質含量が高くなります．秋獲りカツオ（戻りがつお）は，春獲りカツオ（初がつお）に比べると水分含量が少なく，脂質，レチノールやビタミンDなどの脂溶性ビタミンを多く含みます（表6）．

| 環境 | 生産 | 加工・流通 3 | 消費・調理 | 健康 | 文化 |

表6　カツオ（生）の収穫時期による栄養成分の違い
（生，可食部 100 g あたり）

魚　種	水分 (g)	タンパク質 (g)	脂質 (g)	カルシウム (mg)	レチノール活性 当量 (μg)	脂肪酸 (g)		
						飽和	不飽和	
							一価	多価
春獲り	72.2	25.8	0.5	5	4.0	0.12	0.04	0.14
秋獲り	67.3	25.0	6.2	20	9.0	1.50	1.33	1.84

*栄養成分データは日本食品標準成分表 2015[2] にもとづく

農作物の栽培条件と栄養成分

　農産物の異なる栽培条件として，露地栽培と施設（ハウス）栽培，水耕と土耕などが挙げられます．野菜や果実の生育は環境に大きく左右され，栄養成分も変化します．ホウレンソウやコマツナなどの葉菜類では，ビタミン C 含量が露地栽培の方で多くなるという報告があります．植物は温度や乾燥などのストレスを受けると過酸化物が発生するので，カロテノイド，ビタミン C, ポリフェノールなどの抗酸化力のある物質を作って除去します．このようなはたらきを利用して，植物に適当な環境ストレスを与えて栄養成分を増加させ，付加価値の高い農産物を生産する取り組みがあります．

　その一例が「くまもとの塩トマト」です[3]．八代地方や宇城地方のトマトの産地には，干拓地で土壌塩分の高い場所があります．このような場所でトマトを栽培すると，充分に水を吸うことができず，成長に支障がでます．小さなトマトは，規格外品として地元で消費されたり，廃棄されていました．しかし，格別に味がいいと評判になり，市場に出回るようになりました．糖度が 7 〜 10%以上と高く，フルーツトマトの元祖と言えます．

*本節は, そのほか, 吉元（2015）[4] および阿部（2012）[5] を参考に執筆しました.

手を加える・とどける

3 食品の流通

食品の特性・品質と流通

　日常の食生活は，生活している地域で作られる米などの穀類を中心に，野菜，果物や魚介類などをおもな食材として形作られてきました．しかし，経済社会が発達するにつれて，生産地と消費地の距離が拡大し，食品流通の重要性が増してきました．食品は生物体そのもの（野菜，果実，肉など）あるいは生物由来のもの（加工食品，発酵食品など）ですので，収穫または加工された直後から，変色，乾燥，腐敗などによって，安全性，栄養性，嗜好性を損なう品質劣化が始まります．品質劣化を最小限に止めるには品質保持や加工・貯蔵の技術が必要となり，効率の良い流通システムも不可欠です．

食品流通の役割

　商品を生産者から消費者へ届ける経路を流通と言います．流通は生産者と消費者（生活者）が異なるために必要とされます．流通の役割には，商品の流通（物的流通），商取引（売買）による商的流通（商流）に加えて，取引情報の流通（情報流）も必要となります．これらの役割を担う業者を流通業者といいます．食品は特別な性質を持っているので，食品流通にも輸送，保存の面などで対応の難しさがあります [1]．

　① 種類，形状が多様で，包装・輸送などの取り扱いが一様ではない．
　② 輸送・貯蔵中に大きく品質が低下し，それを防ぐ技術が必要である．
　③ 食の安全性が問われ，重大事故が起きれば人命にかかわる．
　④ 地域性，季節性があり，気象条件や病害虫などで出荷量や価格が変動する．
　⑤ 原料を含め，一般に生産するのに時間がかかる．
　⑥ 消費者の生活習慣によって消費の種類・形態・量が大きく異なる．

　このように特殊な商品流通を支えるために，食品の特徴に応じた経路が

| 環境 | 生産 | 加工・流通 3 | 消費・調理 | 健康 | 文化 |

整備されています．特に，生鮮食品の流通では，卸売市場が重要な役割を果たします．国内はもとより，諸外国からも集荷して適正な価格を付け，速やかに仕分けて出荷する役割を持っています．

生鮮食品の流通経路

農産物や水産物などの生鮮食品のほとんどは，卸売市場の卸売業者が集荷して流通してきました．しかし，社会経済的な条件や技術革新による変化を受けて，近年では流通経路が多様化し，市場外流通も広まりつつあります．ここでは，伝統的な流通経路（図1）とその多様化について解説します．

I. 日本の伝統的な生鮮食料品の流通経路

卸売市場流通では，卸売業者が産地の出荷者（生産者・出荷団体・集荷業者）から多種多様な生鮮食品を集荷します．出荷団体は地域の農業協同組合や水産漁業組合で，出荷業者には輸入会社などが含まれます．個々の生産者が直接卸売市場へ持ち込むことはほとんどありません．卸売業者は

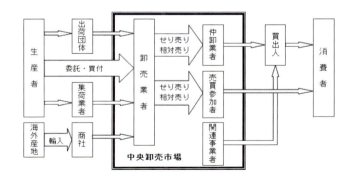

図1 農産物・水産物などの生鮮食品の伝統的な流通経路[2]

手を加える・とどける

集荷した品物を，市場内の卸売場でせり売り・入札や相対（あいたい）売りにより，売買参加者や仲卸業者へ販売します．売買参加者は，開設者（地方自治体）の承認を受けた大型需要者（大手スーパーや給食業者など），加工業者，小売業者などです．仲卸業者は市場内に店舗を持ち，買い受けた品物を細かく仕分けして，小売業者，料理店，スーパーなどに販売します．

II. 多様化する生鮮食料品の流通経路

　市場外流通のもっとも単純なものは，消費者が生産者から直接生鮮食料品を購入するものであり，産地での朝市，生産者直売所などが挙げられます．最近では，道の駅での販売や，インターネット販売をはじめとする産地の業者等からの宅配便による通信販売が大きく伸びています．一方，大口需要者や，加工業者に対しては，出荷者（生産者・出荷団体・集荷業者）が卸売市場を通さずに食材や加工用原料を供給契約するものがあります．また，産地市場での買付業者（仲卸業者，小売業者，加工業者等）から卸売市場を通さずに直接消費地の小売業者，消費者に販売するものもあります．輸入品については，卸売市場を経由するもののほか，商社から大口需要者，加工業者，小売業者に直接取引する流れもあり，青果物については，全国農業協同組合連合会が管理・運営する全農流通センターを経由して小売業者等に流通するものもあります．

トレーサビリティー

　トレーサビリティー（traceability）とは，trace（追跡）とability（可能性，能力）の2つの英語の単語を合わせた言葉で，物品の流通経路を生産段階から最終消費段階あるいは廃棄段階まで追跡が可能な状態にあることを

| 環境 | 生産 | 加工・流通 3 | 消費・調理 | 健康 | 文化 |

言います．トレーサビリティーには，トレースバック（遡及）と，トラッキング（トレースフォワード，追跡）があり，トラッキングは物品の流通履歴の時系列にさかのぼって記録をたどる方向，トレースフォワードは時間経過に沿っていく方向です（図 2）．

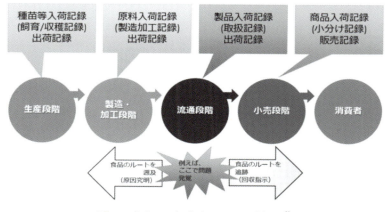

図 2　トレーサビリティーの流れ[3]

　食品のトレーサビリティーは BSE（狂牛病）が発生した際，その対策としてヨーロッパで始まりました．牛 1 頭ごとに，飼育，解体，流通に関する情報を一元管理し，問題が発生した場合にその発生源を特定化できるようにするものです．トレーサビリティーは，ある食品が誰によってどのように生産・加工され，どのような流通ルートを経てきたのかを記録し，たどれるようにする仕組みで，いわば食品の履歴書と言うことができます．

　トレーサビリティーの確立は食の安全確保に貢献するだけでなく，農畜産物を含む社会的被害を食い止めることにも有効で，社会基盤として整備していく必要があります．2000（平成 12）年前後から，諸外国の法令や国際規格（CODEX，ISO など）でも，食品のトレーサビリティーの取

組みが求められるようになりました．一方，日本では，2003（平成15）年に最初のガイドラインが発行されました．さらに，2004（平成16）年12月から「牛の個体識別のための情報の管理及び伝達に関する特別措置法」（牛肉トレーサビリティー法）が施行され，国産牛肉については，牛の出生からと畜場（食肉処理場）で処理し，牛肉に加工されて小売店頭に並ぶまで，一連の履歴を10桁の個体識別番号で管理し，取引のデータを記録することが義務づけられました．2010（平成22）年10月からは「米穀等の取引等に係る情報の記録及び産地情報の伝達に関する法律」（米トレーサビリティー法）が施行され，米穀等を取引したときにも入荷・出荷記録を作成・保存し，事業者間および一般消費者への米穀の産地，米加工食品の原料米の産地を伝達することが義務づけられました．

　そのほかの食品については，食品衛生法で，販売先の名称等の情報に関する記録の作成と保存が推奨されています．わが国では，消費者や量販店のメリットが強調されがちですが，EUでは食の安全を築くために必要なシステムとして，販売業者だけではなく生産者や輸送業者など，流通全体が1つの社会的システムと考えられています．

地産地消

　地産地消は「地域生産・地域消費」の略で，地域で生産された農産物や水産物をその地域で消費することを言いますが，その根源的な意義は「消」と「産」，「食」と「農」の相互理解を原点としています．地域で生産された農産物を地域内で消費する活動を通じて，農業者と消費者が直結されることで，消費者が生産者と『顔が見え，話ができる』関係で地域の農産物・食品を購入する機会を提供し，地域の農業と関連産業の活性化をはかることが期待されます．

| 環境 | 生産 | 加工・流通 **3** | 消費・調理 | 健康 | 文化 |

　戦後，都市に人口が集中し，食生活が多様化することによって，大量生産・流通・消費により，農産物が生産地から消費地へ迅速で効率的に輸送されるようになりました．これにより，食と農の物理的距離が拡大し，農産物の加工・流通過程が複雑化し，相互の顔が見える関係が失われることになりました．日常生活と農業の接点が少なくなり，食と農の心理的距離，社会的・文化的距離も大きくなってしまいました．

　このような食と農がかけ離れてしまった状態を修復するためには，食べ物である農産物を介して，生産者と消費者がともに情報や感想などを双方向で届け合うことが重要となり，地産地消が根源的に持っていた関係をもう一度築き合う取組みが重要となります．地産地消を進めていくことにより，農産物を通じて「作る人」も「食べる人」も，さらにはその過程の流通や加工などに「携わる人」も相互につながり，コミュニケーションしていくことで結びつきが強まります．「食」と「農」が近接することで相互信頼が高まり，心理的距離や社会的・文化的距離が縮まっていくことが期待されます．

＊本節は，そのほか，太田ら（2015a）[4]，太田ら（2015b）[5]，農林水産省消費・安全局消費者行政課（2014）[6]，および農林水産省（2014）[7]を参考に執筆しました．

an EXERCISE

【練習問題】わが国で初めてトレーサビリティーが法として整備された食品は，次のうちどれでしょうか？

① 牛肉　　　② 米　　　③ 野菜

手を加える・とどける

4 食品の保存と栄養成分の変化

保存による食品・栄養成分の変化とその制御

　食品は生物体そのものあるいは生物由来のものなので，保存中に品質が劣化します．野菜や果実などは収穫後も生命活動が続いていて，呼吸や蒸散で糖質，脂質，水分が減少していきます．畜肉や魚肉も死後しばらくは酵素反応が続きます．このような食品の保存中の変化に加え，微生物による腐敗，空気中の酸素による酸化，乾燥による水分減少，アミノカルボニル反応（食品の色が褐色に変化する反応）などの反応も進行し，食品を変質させます．

　この節では，食品の保存中に起こる栄養成分の変化と食品保存の方法について解説します．

I. 呼吸と蒸散

　青果物は収穫後も蒸散や呼吸などの生命活動を続けています．蒸散によって水分が失われます．呼吸では基質となる糖質や脂質が消費されて，甘味や酸味が低下し，ビタミンCが減少します．また，熱と水が生成されるので，温度，湿度が上昇して，微生物が増殖し，酵素反応が活発化します．

II. 酵素による変化

　酵素は酸化反応をはじめ，さまざまな反応を促進します．リパーゼはトリアシルグリセロールを加水分解して，脂肪酸を遊離します．ここで遊離した脂肪酸は，リポキシゲナーゼやペルオキシダーゼなどの酵素によって酸化され,過酸化脂質が生成します．プロテアーゼはタンパク質を分解し，遊離アミノ酸やペプチドが生成します．

| 環境 | 生産 | 加工・流通 | 消費・調理 | 健康 | 文化 |

III. 酸化反応

　空気中に存在する酸素は，さまざまな物質と結合して酸化物をつくります．特に，スーパーオキシドアニオン，ハイドロパーオキシラジカル，ヒドロキシラジカル，一重項酸素，過酸化水素などの「活性酸素」は反応性が高く，食品を酸化して品質を劣化させます．

1）脂質の酸化

　① 自動酸化

　　サラダ油を空気中に放置しておくと，粘性が増して不快臭を発します．これは油の脂肪酸が酸化されて，ハイドロパーオキサイドとよばれる過酸化脂質が生成し，続いて起きる反応によって重合物や分解物が生成するためです．このような酸化は「自動酸化」とよばれます．

　　自動酸化は脂肪酸の不飽和度が高いほど起こりやすくなります．植物油に多いリノール酸やリノレン酸，魚油に多いイコサペンタエン酸，ドコサヘキサエン酸などの多価不飽和脂肪酸は，酸化されやすい脂肪酸です．

　② 酵素による脂質の酸化

　　リポキシゲナーゼは多価不飽和脂肪酸を分解し，ハイドロパーオキサイドを生成する反応を促進する酵素で，大豆などマメ科植物の種子に多く含まれます．生成したハイドロパーオキサイドからは，大豆の青臭いにおいの原因物質（ヘキサナールなど）が生成します．

2）酵素による脂質以外の成分の酸化

　　脂質以外の成分も，酸化酵素によって食品の酸化が促進されます．

　① ポリフェノールオキシダーゼ

　　リンゴの皮を剥いて放置すると褐色に変色します．これはポリフェ

ノール類を酸化する酵素（ポリフェノールオキシダーゼ）による反応で,「酵素的褐変反応」といいます.

② アスコルビン酸オキシダーゼ

L-アスコルビン酸（還元型ビタミンC）を酸化して, L-デヒドロアスコルビン酸（酸化型ビタミンC）にする酵素で, 植物中に広く存在します. L-デヒドロアスコルビン酸は, L-アスコルビン酸よりも加水分解されやすいため, ビタミンCの損失につながります.

食品・栄養成分変化の制御

1) 温度

　青果物の呼吸, 蒸散, 成熟, 追熟・老化, 食品の褐変, 酸化, 微生物の増殖など, 生物的・化学的反応の速度は温度に左右されます. 一般の生命活動や化学反応の速度は, 温度が10℃上昇すると2〜3倍になるため, 食品を低温条件におくことで, さまざまな生物的・化学的反応の速度が抑えられ, 品質が保たれる期間を延長することができます. 一方, 高温による処理（加熱処理）は, 物理的, 化学的, 生物学的に大きな変化をもたらすため, 食品の加工, 調理, 殺菌に利用されます.

2) 水分

　水は多くの食品でもっとも多く含まれる成分で, 自由水と結合水にわけられます. 結合水はタンパク質や炭水化物などの食品成分と結合し, 運動（熱分子運動）が束縛されている水です. 自由水は食品成分とは結合せず, 自由に運動できる水で, 食品中の化学変化, 酵素反応, 微生物の増殖に関係しています. そのため, 同じ水分含量でも自由水と結合水の割合が異なると, 食品の品質の変化にも違いがでます. 食

| 環境 | 生産 | 加工・流通 3 | 消費・調理 | 健康 | 文化 |

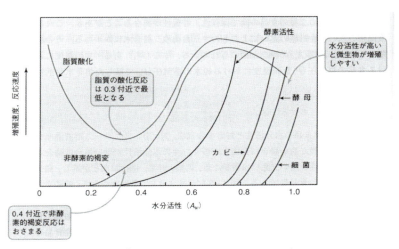

図1 食品の水分活性と食品の劣化 [1]

品中の自由水の割合を表す指標として，水分活性があり，つぎの式で表され，食品成分の変化，微生物の増殖と水分活性との関係は図1のようになります．

$$水分活性（Aw）= P/P_0$$

（P：食品の水蒸気圧，P_0：同じ温度・圧力下における純水の水蒸気圧）

3）空気組成

　大気は窒素78.1％，酸素20.9％，二酸化炭素0.04％で構成され，ほとんどの生物は成育や増殖に酸素を必要とします．また，酸素は脂質やビタミンなど食品成分の酸化や褐変，褪色など，様々な変化を引き起こします．食品の品質を保つためには，保存環境の空気を，窒素や二酸化炭素などで置換するガス置換保存や，脱酸素剤の封入，真空包装などが行われます．

4）pH

　食品の pH は弱酸性から中性であるものが多く，アルカリ性のものは中華めんやピータンなど，ごくわずかです．タンパク質には等電点といわれる pH があり，その付近では溶解性が低下し，沈殿します．また，酸性やアルカリ性では変性します．微生物の増殖には最適な pH 域があり，これを外れると増殖しにくくなります．ピクルスのような酢漬けや漬物では，pH を低くすることで食味や保存性を改善しています．

5）光

　光は紫外線（190〜380 nm），可視光線（380〜780 nm），赤外線（780〜30,000 nm）に分けられます．紫外線は強いエネルギーを持ち，酸化反応を促進して食品の品質を劣化させます．その作用を抑制するためには，光を通さない包装資材や暗所保存が有効です．一方，260 nm 付近の波長の紫外線は核酸に吸収され，微生物に対して変異作用や致死作用を起こします．この作用は殺菌灯を用いた殺菌に利用されています．

食品の保存方法

I. 水分活性の低下

　食品の品質劣化は水分活性（Aw）と大きく関係しています．Aw 0.7 以上では微生物による食品の劣化が進行し，Aw 0.65 以上では酵素反応や非酵素的褐変，脂質酸化などの化学反応も進行します．

1）乾燥

　水分を取り除いて食品の保存性を高めます．また，軽量化・小型化によって輸送や保存コストを減らしたり，新しい食感を与え，加工しやすい状態にできるなどの利点もあります．

環境	生産	加工・流通 **3**	消費・調理	健康	文化

2) 濃縮

　　液状の食品から水分を除去し，可溶性成分や固形分の濃度を上げることを指します．通常の濃縮の程度（1/4 ～ 1/5）では微生物の増殖を十分に抑制できないため，密封充填や殺菌，低温保存などが併用されます．

3) 塩蔵・糖蔵

　　食塩や砂糖は古来から食品保存に利用され，それぞれ塩蔵，糖蔵とよびます．水分含量は変わりませんが，食塩や砂糖が自由水と水素結合して浸透圧が上昇し，水分活性が低下し，微生物の増殖が抑制されます．同じ濃度では，食塩の方が浸透圧は高く，水分活性が低くなります．

II. pH の低下

　微生物の増殖には適した pH があります．カビや酵母は pH 3.0 以下で，一般細菌は pH 3.5 以下ではほとんど増殖できないので，食品の保存に酸を添加して pH を下げることが広く行われます．また，食塩や糖を併用すると，保存効果がさらに高くなります．発酵食品では乳酸菌や酢酸菌が生育し，乳酸や酢酸を生成することでヨーグルトやチーズ，食酢の製造に役立っています．味噌，しょうゆ，日本酒などの製造にも乳酸菌が利用されています．乳酸で pH を低下することで順調に発酵が進みます．

III. 低温の利用

　低温下では呼吸や酵素反応，化学反応，微生物の増殖などが抑制され，保存性が増します．

1) 冷凍

　　－18℃以下で完全に凍結した状態で保存することを冷凍と呼びます．

手を加える・とどける

急速凍結では微細な氷結晶が均一に分散されるため，解凍時の成分流出が軽減され，品質を保つことができます．ホイップクリームやケーキ類，デザート類など砂糖や食塩を多く含む食品は，冷凍の温度帯でも凍らず，解凍の必要はありません．この貯蔵法をフリーズフローと呼びます．

2）冷蔵

　食品を氷結点〜10℃の温度帯で，非凍結状態で保存する方法です．乾燥や凍結による保存では品質が低下する食品に適していますが，細菌の活性や化学反応，青果物の呼吸などを完全には抑えられないので，長期保存には向きません．果実，野菜などには低温に比較的弱く，組織の軟化や陥没，変色などの低温障害を起こすものがあります（例；バナナの皮の変色）．

3）新温度帯による保存

　冷蔵では保存期間が短く，冷凍では凍結による品質低下が避けられないことから，−5〜5℃の温度帯を利用した保存法が開発されています．冷蔵より保存期間を延長でき，凍結による品質低下も避けられます．

① パーシャルフリージング

　氷結点よりも少し低い−2〜−5℃の半凍結状態で保存する方法です．タンパク質の変性や氷結晶による細胞組織の破壊が減り，品質が良好に保たれることから，食肉や加工食品の保存に用いられています．

② チルド貯蔵

　一般的には−5〜5℃の保存をいいますが，食肉や魚介類の流通分野では−1〜1℃とされるなど，食品により設定温度帯が異なっています．

③ 氷温貯蔵

　氷結点〜0℃までの温度帯で，非凍結状態で保存する方法です．氷結

| 環境 | 生産 | 加工・流通 3 | 消費・調理 | 健康 | 文化 |

点ぎりぎりの温度を維持するため，温度管理が難しいのが難点です．

IV. 空気組成の調節

青果物は収穫後も呼吸を続けているので，糖質などの栄養成分が減少し，品質が低下します．保存性を高めるために，低温条件下に保管するとともに，貯蔵に係わる空気の組成を調節して呼吸を抑制します．

1）CA（Controlled Atmosphere）貯蔵と MA（Modified Atmosphere）貯蔵

CA 貯蔵とは，貯蔵庫内の空気組成を低酸素・高二酸化炭素濃度に調節し，呼吸を抑制して保存する方法です．低温（0 〜 5℃）・高湿度（80 〜 95%）の条件下で酸素濃度を 2 〜 10%に低下させ，二酸化炭素濃度を 0.5 〜 10%に増加させることで，多くの生鮮食品の貯蔵期間を 2 〜 6 カ月に延長できます．貯蔵施設内の温湿度とガス濃度を正確に管理する必要があり，経費がかさむので，商品価値の高い生鮮食品が対象になります．

近年，ポリエチレンやポリプロピレンなどのフィルム包装材が開発され，果実や野菜の包装に使用されています．フィルムで密封すると水分の蒸散が抑制され，青果物自身の呼吸で包装内の空気が低酸素・高二酸化炭素状態になります．封入する青果物の種類や量に応じて，フィルムの厚さ，ガス透過性，フィルムに開けた小穴の数や大きさなどを調節し，フィルム包装内のガス組成が CA 貯蔵に近い条件になるようにします．このような貯蔵法を MA 貯蔵と呼びます．比較的短期間の貯蔵や流通期間中の鮮度保持に適しています．

2）ガス置換保存

保存容器中の酸素を窒素や二酸化炭素などの不活性ガスに置換する保存方法で，酸化や好気性微生物の増殖による品質劣化を抑制します．

3) 品質保持剤による保存

　品質保持剤は，湿度や各種ガス濃度などの食品の貯蔵環境を調節して品質保持をはかります．その代表的な例を紹介します．

○ 湿度調整剤：塩化カルシウム，シリカゲル，ゼオライトなどの乾燥剤を用いて水分を調節します．また，生鮮食品が流通・保管中にしおれたりするのを防止する目的で，水を保持させたパルプシートや不織布，高給水能を持つゲルポリマーが開発されています．

○ 脱酸素剤：容器中の酸素を除去して酸化や好気性微生物の増殖を抑制します．微細鉄粉を使用したものがもっとも多く用いられています．

○ エチレン除去剤：エチレンガスは植物の成長ホルモンの1つで，果実や野菜には自身が放出するエチレンガスで成熟が促されるものがあります．このような食品にはエチレン除去剤（エチレンガスを吸着する活性炭やゼオライト，化学的に消去する過マンガン酸カリウムなど）が有効です．

V. 殺菌・滅菌

　食品の腐敗に関わる微生物や病原性微生物を死滅させることを「殺菌」，芽胞を含めたすべての微生物を死滅させることを「滅菌」，微生物の増殖を抑制することを「静菌」といいます．殺菌の方法には，加熱，紫外線，高周波，放射線を用いた殺菌，精密ろ過による除菌，超高圧殺菌などがありますが，食品の保存や加工には加熱殺菌が広く使われています．

VI. 燻煙処理

　燻煙は畜産物や水産物のような，水分含量が高く，貯蔵性の低い食品

| 環境 | 生産 | 加工・流通 **3** | 消費・調理 | 健康 | 文化 |

の保存に用いられてきました．燻煙を行う温度で，冷燻法（10 〜 30℃，1 〜 3 週間），温燻法（50 〜 80℃，1 〜 12 時間），熱燻法（120 〜140℃，2 〜 4 時間）があります．燻煙の効果としては，加熱による乾燥，燻煙成分による抗菌作用，表層皮膜形成による内部保護などがありますが，貯蔵技術が進歩した現代では，風味付けの性格が大きくなっています．

VII. 食品照射

放射線を食品に照射することは，腐敗微生物や病原微生物の殺菌，害虫駆除，発芽や発根の抑制などに効果があり，放射線殺菌は熱の発生が少なく，冷殺菌と呼ばれています．海外では，家畜，魚肉およびその加工品，香辛料に利用されています．透過性が強く，包装済みの食品を短時間にそのまま処理できる利点があります．しかし，安全性への懸念や風味の変化などの理由で，日本ではジャガイモの発芽抑制の用途にのみ認められています．

＊本節は，太田ら（2015）[2]，太田ら（2015）[3]，菅原ら（2012）[4]，中谷（2011）[5]，阿部（2012）[6]，松本（2004）[7]，および小川・的場（2011）[8]を参考に執筆しました．

an EXERCISE

【練習問題】貯蔵庫内の空気組成を低酸素・高二酸化炭素濃度に調節し，青果物の呼吸を抑制して保存する方法は，次のどれでしょうか？

① 冷凍　　② CA 貯蔵　　③ チルド貯蔵

5 食品加工の方法

食品加工の基本操作は，物理的操作，化学的操作，生物学的操作の3つに大別されます．この項目では，これらの食品加工の基本操作について解説します．

物理的操作による食品加工

I. 加熱

加熱は古くから食品の保存性や嗜好性を向上させるために行われてきました．加熱によって，微生物を殺菌・滅菌したり，酵素を失活させ，酵素反応による品質変化を防止します．また，アミノ酸や糖などの呈味（ていみ）成分の遊離，デンプンの糊化やタンパク質の変性による物性の変化，アミノカルボニル反応などの食品成分間の反応による風味の生成や色調の変化などを起こします．

加熱の方法は，次に挙げる3つの方法があります．

【湿式加熱】「ゆでる」，「煮る」，「蒸す」など，熱の媒体として水を使います．

【乾式加熱】伝導熱や放射熱を用いて「焼く」，油などを熱の媒体とする「揚げる」などの方法があります．

【電磁波加熱】電波を利用して物質を加熱する方法で，次の2つのタイプがあります．

1. 誘導加熱：周波数の低い電波（500 kHz 以下）を利用して金属や半導体などを加熱します．電磁調理器はこの技術を利用したものです．室内の空気を汚さず，火災の危険性も低く，熱効率が高いのが特徴です．

2. 誘電加熱：周波数の高い電波（1 MHz 以上）を利用して誘電体（絶縁体）を加熱します．電子レンジはこの技術を利用した食品の加熱装置です．食品の形状や寸法に制約を受けることがなく，容器に入った食品であっても，内部から均一に急速加熱することができます．

| 環境 | 生産 | 加工・流通 3 | 消費・調理 | 健康 | 文化 |

II. 冷蔵・冷凍

「3-4 食品の保存と栄養成分の変化」の「食品の保存方法, III. 低温の利用, p. 91～92」をご参照ください.

III. 乾燥

乾燥の方法には, 自然乾燥と人工乾燥の2つの方法があります.

【自然乾燥】天日乾燥で, 太陽熱や風力など自然の力を利用した方法です. 魚介類, 海藻類, きのこ類, 野菜類などの乾燥に利用されています. 最近では人工乾燥に置き換えられる例が増えていますが, 温和な加熱条件で乾燥された品質は, 人工乾燥では得がたい場合も少なくありません(図1).

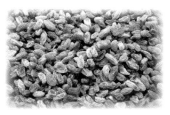

図1 天日干しのレーズン

【人工乾燥】

○ 熱風乾燥:熱風を食品に吹き付けるもっとも一般的な方法です. 箱型乾燥機(図2), トンネル式乾燥機, コンベア式乾燥機などがあります.

○ 噴霧乾燥(スプレードライ):液状またはエマルション状の食品を, 細い孔径のノズルから熱風中へ噴霧して, 瞬間的に水分を除きます. 粉乳, インスタントコーヒー, 粉末油脂, 粉末調味料, 粉末果汁などの製造に用いられています.

○ 凍結乾燥(フリーズドライ):食品を−30～−40℃で急速凍結させて水を細かい氷結晶にし

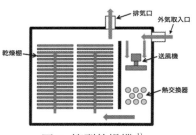

図2 箱型乾燥機[1)]

097

た後，高減圧下（4～110 Pa）で水蒸気に昇華させて乾燥します．栄養価や風味の損失が少ない，復元性・溶解性が良い，貯蔵性や輸送性に優れるなどの特徴があり，高級インスタントコーヒーやカップラーメンなどのインスタント食品，非常食，アウトドア用食料などの製造に用いられています．

IV. 濃縮

　液状食品から水分を除去し，相対的に溶質濃度を高める操作が濃縮です．食品製造には，加熱濃縮，膜濃縮，凍結濃縮が広く用いられています．

【加熱濃縮】もっとも一般的な濃縮方法です．加熱して水分を蒸発させ，気相として除去する方法です．常圧下で行うと，栄養成分の分解や着色などの品質低下が避けられないので，多くの場合，低温で操作可能な真空濃縮が用いられています．

【膜濃縮】逆浸透膜を用いて濃縮する方法で，逆浸透濃縮ともいわれます．逆浸透膜を境に溶液と水を仕切り，溶液側に浸透圧差以上の圧力をかけると，水分子だけが溶液側から水側へ移行し，溶液が濃縮されます（図3）．常温で操作が可能なため，加熱の影響や香気成分の揮散が少なく，

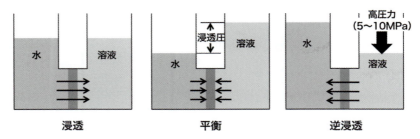

図3　逆浸透濃縮の原理[2]

| 環境 | 生産 | 加工・流通 **3** | 消費・調理 | 健康 | 文化 |

乳製品や果汁の濃縮に利用されています.

【凍結濃縮】溶質を含む溶液を凍結すると純度の高い氷が生成し,溶質は溶液中に濃縮されます.この現象を利用して食品原液を凍結させ,生成した氷を取り除いて濃縮する方法です.0℃以下で操作するため,加熱の影響や香気成分の揮散はほとんどありませんが,設備費,運転費ともに高く,付加価値の高い製品に適しています.

V. ろ過

ろ過は液体に混ざっている固体を多孔質のろ過膜に通して,孔よりも大きな固体の粒子を液体から分離する方法で,次の 3 つの方法があります.

【自然ろ過】紙やろ布,珪藻土,セラミックなどをろ材とし,液体にかかる圧力でろ過する方法

【加圧ろ過】ろ材の下面を減圧してろ過する方法

【遠心ろ過】原液に遠心力をかけ,差圧を得てろ過する方法

＊新しい膜処理技術の利用:孔径精度の高い機能性高分子膜が開発され,新しいろ過技術として利用されるようになっています.

【精密ろ過】精密ろ過膜を用いてろ過する方法です.液体中の懸濁質,コロイド粒子,微生物などを精度良くかつ効率的に分離・精製します.生ビールやワインの無菌化に利用されています.

【限外ろ過】分子量数千〜数十万程度の高分子量物質と低分子量物質を分離し,高分子量物質を濃縮する方法です.牛乳および脱脂乳の濃縮や分画,清酒の混濁物(タンパク質)やペクチンの除去による果汁の清澄化などに利用されています.

手を加える・とどける

【電気透析】陽イオンに対して選択透過性を持つ陽イオン交換膜と，陰イオンに対して選択透過性を持つ陰イオン交換膜を交互に積み上げた層を作ります．その層の両端に接続した電極へ直流電圧を流して選択的にイオンを除去し，原液を濃縮水と希釈水に分離して不純物を除去する方法です（図4）．海水からの食塩の製造，減塩醤油の製造，果汁の酸度調整などに用いられています．

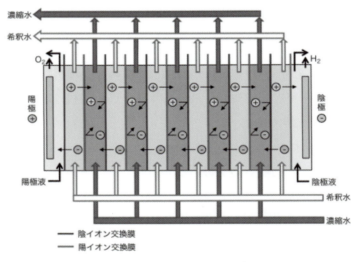

図4 電気透析法の原理[3]

VI. 抽出

抽出は溶媒に対する溶解性の差を利用して，食品中からある特定の成分のみを取りだす操作です．

【液体抽出】溶媒として液体を用いる抽出法で，水による抽出が広く行わ

| 環境 | 生産 | 加工・流通 3 | 消費・調理 | 健康 | 文化 |

れます．温度，pH，塩濃度を調節して抽出特性を変えることができます．油糧種子からの油脂の分離には，ヘキサンなどの有機溶媒が用いられています．

【超臨界流体抽出】 超臨界流体を抽出溶媒とする方法です．物質は固有の温度・圧力(臨界点)以下では，温度と圧力の変化で気体，液体，固体となりますが，臨界点以上では気体と液体の中間の超臨界流体に変化します(図5)．媒体としては，二酸化炭素(臨界温度31.1℃，臨界圧力7.37 MPa)が広く利用されています．工業的にはコーヒーの脱カフェインやホップからのエキス抽出，香料の抽出などに利用されています．

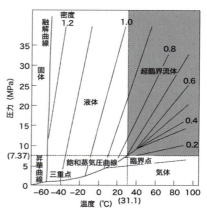

図5 二酸化炭素の圧力・温度・密度の相関図[4]

VII. エクストルージョンクッキング

エクストルーダーは押し出し成形機の1種で，顆粒状あるいは粉体状の材料に水を加えながら高温下でスクリューで圧力をかけて押し出すことによって，混合・混練，粉砕，加熱，殺菌，冷却，加圧，搬送，押出，成形，乾燥などの操作を1台で行うことができます(図6)．

バレル(スクリューが組み込まれているシリンダー)内部で高温・高圧で加工された原料が，ダイ(処理された材料が外に出てくる部分に設置してある口金)から押し出されると一気に常温・常圧に晒され，デンプンな

手を加える・とどける

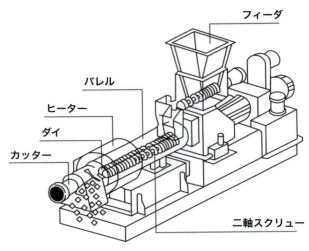

図6 二軸エクストルーダーの構造[5,6]

どの原料内部の水蒸気が爆発的に膨張・膨化し，タンパク質では組織化が起こります．スナック菓子や組織状タンパク質製品の製造，デンプンのα化処理などに広く利用されています．

VIII. 超高圧加工

超高圧加工は200〜700 MPaの静水圧を用いて食品加工を行う技術です．加熱処理を行わずに多糖類の糊化やゲル化，タンパク質の変性，食品中への糖や塩分の浸透，食品成分の抽出，食品の殺菌，酵素の失活や反応制御を行うことができます．加熱をしないため，栄養素の崩壊や有害物質の生成がなく，食材の香り，色，味が保たれた高品質の食品の製造が可能です．静水圧は処理する材料の形状によらず均一に伝わるため，調理のムラがなくなります．加圧装置のサイズやコストの問題はありますが，ジャム，ジュース，肉，魚介類，野菜などの加工用に実用化されています．

| 環境 | 生産 | 加工・流通 **3** | 消費・調理 | 健康 | 文化 |

化学的操作による食品加工

化学反応を利用して食品や食品加工に利用する物質について解説します.

【硬化油】マーガリン，ファットスプレッド，ショートニングなどの原料として利用されます．植物油などの不飽和脂肪酸が多い精製油を原料として，還元反応で不飽和脂肪酸の二重結合に水素を添加して飽和脂肪酸にします．

【水飴・ブドウ糖】デンプンのグリコシド結合をシュウ酸で加水分解して製造します．

【タンパク質加水分解物】動植物由来のタンパク質を塩酸やプロテアーゼで加水分解して製造します．

【増粘剤・乳化安定剤】カルボキシメチルセルロース（CMC）は増粘剤・乳化安定剤として使用されています．この物質は，アルカリの触媒下で，セルロースとクロロ酢酸を反応させて製造します．

生物学的操作による食品加工

I. 酵素を利用した加工

酵素はタンパク質でできた生体触媒で，基質特異性があります．そのため温和な条件下で，特定の成分に対して，特定の化学反応だけを促進します．市販されている酵素製剤は，微生物，植物，動物に由来するものがあり，食品加工分野で広く利用されています（表1）.

II. 微生物を利用した加工

味噌，醤油，納豆，チーズ，ヨーグルトなどをはじめ，種々の発酵食品に，微生物（カビ，酵母，細菌）が用いられています（表2）.

手を加える・とどける

表1 食品加工における酵素の利用[7]

食品名	酵素（由来）	作　用	効　果
パン	α-アミラーゼ（カビ）	デンプンの分解	パン生地粘度の調節，発酵の促進，生地体積の増加，鮮度・柔らかさの保持
	プロテアーゼ（カビ，細菌）	小麦グルテンの分解	パン生地伸展性の増強，混捏時間の減少，生地体積の増加，焼き上がり色調の改善
ビール	パパイン（パパイア）	タンパク質の分解	ビール中の冷却凝固物（タンパク質－タンニン複合体）の沈殿防止
	β-グルカナーゼ（カビ，細菌）	β-グルカンの分解	麦芽由来β-グルカンの分解によるろ過の目詰まりの防止
清酒	アミラーゼ（カビ）	デンプンの分解	四段掛けにおける蒸米の糖化とエキスの増加
	プロテアーゼ（カビ，細菌）	タンパク質の凝集	タンパク質性沈殿（白ボケ）の沈降促進
みそ	プロテアーゼ（カビ，細菌）	タンパク質の分解	大豆タンパク質の分解促進
しょうゆ	プロテアーゼ（カビ，細菌）	タンパク質の分解	タンパク質分解の促進による速醸
チーズ	レンニン（キモシン）（子牛胃，カビ）	カゼインの部分分解	カードの生成
	リパーゼ（カビ，膵臓）	脂肪の分解	脂肪酸の生成によるチーズフレーバーの改良
	カタラーゼ（カビ）	過酸化水素の分解	牛乳の殺菌に用いた過酸化水素の除去
果汁	クチナーゼ（カビ）	ペクチンの分解	果汁混濁の原因物質ペクチンの分解，搾汁効果の増強，果皮分解物の除去
	ナリンギナーゼ（カビ）	ナリンギンの分解	柑橘類苦味成分の除去
	ヘスペリジナーゼ（カビ）	ヘスペリジンの分解	みかん缶詰の白濁原因物質除去
	アントシアナーゼ（カビ）	アントシアニンの分解	過剰色素を含むジャム，果汁の脱色
果糖濃縮液	グルコースイソメラーゼ（放線菌）	グルコースの異性化	果糖ブドウ糖液糖（異性化糖）の製造
転化糖	インベルターゼ（酵母）	ショ糖の分解	転化糖の製造，食品の糖の晶析防止
アイスクリーム	ラクターゼ（酵母）	乳糖の分解	乳糖の晶析防止，牛乳の乳糖除去
肉	パパイン（パパイア）プロテアーゼ（カビ，細菌）	タンパク質の分解	調理前または缶詰前の肉の軟化，自己消化の促進

| | 環境 | 生産 | 加工・流通 **3** | 消費・調理 | 健康 | 文化 |

表2　主な発酵食品と利用されている微生物 [8]

食品名	原　料	主な微生物		
		カビ	酵母	細菌
みそ	大豆, 麦, 米, 米麹, 麦麹	*Aspergillus* 属	*Zygosaccharomyces* 属 *Candida* 属	*Tetragenococcus* 属
しょうゆ	小麦, 大豆	*Aspergillus* 属	*Saccharomyces* 属	*Tetragenococcus* 属
米酢	米	*Aspergillus* 属	*Saccharomyces* 属	*Acetobacter* 属
納豆	大豆			*Bacillus* 属
チーズ	牛乳	*Penicillium* 属		*Streptococcus* 属 *Lactobacilius* 属
ヨーグルト	牛乳			*Streptococcus* 属 *Lactobacilius* 属 *Leuconostoc* 属
漬物	野菜			*Leuconostoc* 属 *Lactobacilius* 属 *Pediococcus* 属
パン	小麦		*Saccharomyces* 属	
清酒	米, 米麹	*Aspergillus* 属	*Saccharomyces* 属	
ビール	大麦, 麦芽		*Saccharomyces* 属	
ワイン	ぶどう		*Saccharomyces* 属	
ウイスキー	大麦, 麦芽		*Saccharomyces* 属	
ブランデー	ぶどう		*Saccharomyces* 属	
焼酎	米, 大麦, そば, サツマイモ, 米麹	*Aspergillus* 属	*Saccharomyces* 属	
みりん	米, アルコール	*Aspergillus* 属		

＊ 本節は, そのほか, 白土（2015）[9], 水間（2015）[10], 青柳（2010）[11], 北尾（2012）[12], および山本（2012）[13] を参考に執筆しました.

an EXERCISE

【練習問題】柑橘類の苦味を取り除くために用いられる酵素は, 次のうちのどれでしょうか？

① パパイン　　② ナリンギナーゼ　　③ ヘスペリジナーゼ

Column

赤酒とは？

赤酒は灰持酒（あくもちざけ）とよばれ，酒税法上は雑酒に分類されます．清酒が火入れ殺菌で保存性を高め，火持酒とよばれるのに対して，灰持酒はもろみを絞る前に木灰を添加して保存性を高めます．

赤酒の歴史：江戸時代，細川藩の産業振興策により「お国酒」として庇護され，他藩の酒は禁止されていました．

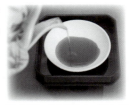
写真提供：熊本県むらづくり課

明治維新以降，火持酒が流通し，赤酒の生産量は減少しました．現在は主に料理用や屠蘇用に用いられています．

製造方法：清酒とほぼ同じですが，①原料米の精米歩合が，清酒の40〜70％程度に対して約90％であること，②汲水歩合（米に対する仕込み水の割合）が，清酒の125〜135％に対して，約半分（50〜60％）であること，③米麹を清酒では2日で製造するのに対して，約3日かけてひね麹にすること，④もろみの熟成期間が，清酒の15〜20日に対して，約2カ月におよぶことが特徴です．このような製法により，アルコール濃度が低めで，糖やアミノ酸含量が高いもろみができます．

清酒では熟成もろみを圧搾して新酒と酒粕に分離し，新酒を火入れで殺菌，もしくは膜ろ過で除菌（生酒の場合）した後，熟成し，製品とします．赤酒ではアルカリ性の木灰を加えて酸を中和した後，圧搾し，得られた新酒を貯蔵後，調合して製品とします．これらの工程は貯蔵中に白濁して腐造の原因となる火落菌の増殖を防ぐ効果があります（火落菌は乳酸菌の1種で酸性の環境を好み，pH 4〜5の清酒は火落菌の増殖に理想的な環境にあります）．

赤酒は糖やアミノ酸が多く，中性〜微アルカリ性であるためにアミノカルボニル反応が起きやすく，貯蔵中に酒の色が褐色に変化します．また，肉や魚を煮るとタンパク質の保水性が保たれて柔らかくなり，緑色野菜を煮ると葉緑素の褪色化が抑制され，きれいな色に仕上がります．

参考文献：独立行政法人酒類総合研究所 (2005) 酒類総合研究所情報誌 お酒のはなし. 7: 5-6.

| 環境 | 生産 | 加工・流通 | **消費・調理** 4 | 健康 | 文化 |

第4章 食べる

毎日の食事を楽しく，おいしく食べるためには，食材に関
する知識や料理の技術を身につけておくことが必要です．
この章では，くまもとの食事と食材，食事の栄養バランス，
調理技術の基礎，食事の作法について，解説します．

1 くまもとの郷土食の調理や食べ方

　熊本県は，自然条件により東部山地，西部低地と天草の3地帯に大別されます．さらに，風土，気候を加味すると，6地域に分けられます[1]（図1）．以下に，地域ごとの自然環境や農林水産業の特徴と，その産物を使った郷土食について紹介します．

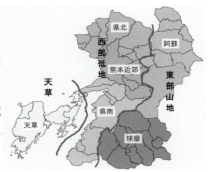

図1　熊本県の6つの地域

I. 阿蘇地域

　阿蘇火山を中心に南北の2つの地区に分けられます．北部は阿蘇谷と外輪山北側の小国地方，南部は南郷谷と外輪山南側の矢部地方です[1]．地元でとれるものを中心に食生活を営む知恵が伝えられており，千年を超える自然と共生した農業の営みは，2013年に，世界農業遺産に登録されました．阿蘇は冬の訪れが早く，阿蘇の人々は長い冬ごもりに備えます[1]．

〇 高菜飯

　日常，よく食べている家庭料理です[2]．阿蘇の高菜漬けを刻んで炒め，醤油で味をつけます．ごはん，いり卵を加えて混ぜ，味は塩こしょうで調えます．いりごまをふりかけて完成です．

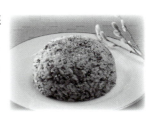

〇 赤ど漬け

　赤ど芋の赤い葉は秋の風物詩です[2]．赤ど芋の茎を使います．茎に塩を振ってもみ，一晩置きます．しんなりした茎に塩を加え，酢を振りかけ，重石をして10日ほどで食べ頃になります．

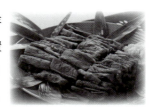

○ 芋がらの白和え

精進料理として法事の席や村祭など行事の際に食べることもあります[2]．芋がらを水で戻し，醤油，酒，砂糖で煮ます．いりごま，絞り豆腐をすり，味噌，砂糖，おろし生姜をすり混ぜ，煮た芋がらを入れて和えます．

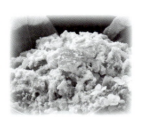

＊その他の郷土食：山菜おこわ，田楽，甘酒まんじゅう，ゆであげだご

II. 球磨地域

球磨地域は，山に囲まれた広々とした盆地と，日本三大急流の1つである球磨川があります．昼夜の寒暖差が激しく，霧が発生しやすい地域には，茶畑が広がります[1]．鹿児島の郷土食である「あくまき」も作られていて，近隣からの食文化の影響をみることもできます．

○ このしろの姿寿司

八代海中心に漁獲される出世魚の「このしろ」を丸ごと使った寿司は，天草，県南，県北と，多くの地域で伝承される郷土食です[3]．背から寿司飯を詰めます．

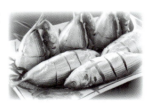

○ つぼん汁

天神さん祭(秋祭)に作るごちそうの1つです[1]．お正月や祝事などでも食べられています[2,3]．干し椎茸，里芋，ちくわ，鶏肉，焼き豆腐，人参をサイコロ状に切り，豆腐以外を水から煮て醤油，酒で味をつけ，豆腐を加えて出来上がりです．

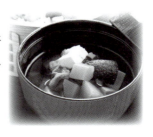

○ あくまき

　良質の木の灰汁（あく）が豊富で，戦国時代から続くおやつです[2]．もち米を灰汁に一晩浸し，竹の皮に包んでひもで結び4時間ほどたっぷりの湯で加熱し，ザルにあげて冷まします．

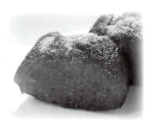

＊その他の郷土食：身クジラ刺身，かご飯，鮎のねまりずし，長万十

III. 県北（菊池，鹿本，玉名）地域

　県北地域は，菊池川流域に位置する菊池，鹿本，玉名の3つの郡からなります．米，畑作物のほかに，畜産も盛んで，豊かな食文化が形成されています．なかでも，菊池一族の本拠地である菊池には和菓子文化が発達し，松風やゆべしなど，たくさんのお菓子が伝承されています[2]．

○ 南関煮しめ

　正月や祭，精進料理などで食べられている郷土食です[2]．里芋，蓮根，南関あげ，高野豆腐，昆布，干し椎茸，こんにゃくの下準備をします．だし汁，醤油，砂糖，みりんで①椎茸，昆布，②こんにゃく，③野菜の色の薄いもの，の順で煮ます．

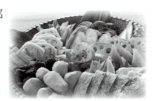

○ お姫さんだご汁

　昔は唐芋が出回る9月から翌年4月に食した郷土食です[1]．だごは，皮をむいた唐芋を煮てつぶし，小麦粉，スキムミルクを加えてこねます．汁に牛乳を使用するため，カルシウムが多く，甘くておいしい一品です[2]．

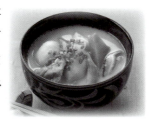

○ ゆべし

球磨地域のゆべしは，ゆずの中身をくりぬいて中に味噌を入れて作りますが[2]，県北のゆべしは，ミキサーにかけた味噌，生姜，水におろしたゆず皮，砂糖を加え，加熱して作ります[1,2]．

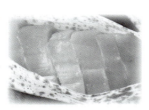

＊その他の郷土食：わきゃひこずり，ガネ飯，つなし丸寿司，いきなりだご

IV. 熊本近郊（熊本，上益城）地域

熊本近郊は，白川，坪井川，緑川の流域平野と，天明年間に有明海を開拓した耕地からなる地域です．温暖な気候と肥沃な土壌に恵まれ，季節ごとの食品が豊富です．細川藩の影響を受けた郷土食が残るのも特徴です[2]．

○ からし蓮根

細川藩の家紋（九曜紋）に似ていることから，大切に伝承されてきた郷土食です[4,5]．秋祭，正月やお盆などに客料理として作ります[2]．茹でた蓮根に辛みそを詰め，ウコンを加えた衣をつけて揚げます．

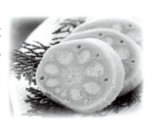

○ 一文字のぐるぐる

春を感じる郷土食です．県北，阿蘇地域でも酒の肴などで親しまれており，ひな祭に食べる風習もあります[1,5]．茹でた一文字を冷水で冷やし，白根を芯にして葉の部分をぐるぐる巻きます．酢味噌を添えていただきます．

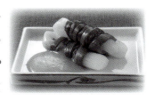

○ のっぺ汁

正月，祭り，祝い（籾摺り祝い）や寒い日に定番の郷土食です．県北，

阿蘇地域にも伝承されており，使用する食材や汁の量が地域で異なります[1,2]．様々な材料を一度に食べることができ，体も温まる一品です．

＊その他の郷土食：棒だらとごぼうの煮しめ，ざぜん豆，かすよせ，馬刺し

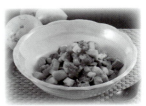

V. 県南（宇城，八代，芦北）地域

八代海沿岸の平野と東部，南部県境の山畑，果樹園に大別されます．温暖で雨量の多い八代平野では米やトマトなど，様々な食物が収穫できます．穏やかな内海では，太刀魚，いわし，このしろ，えびなどの魚介類が豊富です[2]．

○ 吉野寿司

正月料理や祝いの席の郷土食です．寿司飯の代わりにおからを使用します[1,2]．いわしを3枚におろして，塩，酢につけて皮をはぎます．おからは人参，生姜，葱とともに乾煎りし，酢，砂糖，塩で味付け，冷まして丸め，魚を巻きます．

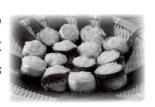

○ かずら豆腐の味噌漬[2]

山里に伝わる保存食です．1年中食べることができます．大豆から作った豆乳に，にがりを加え5分間置きます．箱に入れ重石で水切りして切り分けます．味噌漬けにして薄く切って食べます．

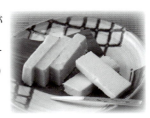

○ まくらぎ

宇城地区の冠婚葬祭で定番の伝統菓子です[2]．サトウキビが特産だったことから生まれました．黒砂糖，小麦粉，ピーナッツを弱火で煮込み，容器に流

し入れます．冷やし固め，切り分けていただきます．
＊その他の郷土食：ときずし，海老めし，晩白柚みそ，そばだご，巻柿

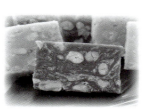

VI. 天草地域

　天草地域は，大小120余りの島々からなり，魚介類，海藻類が豊富です[1]．山の傾斜面には柑橘やびわ園があり，畑では昔から唐芋の栽培が盛んです[2]．農作物の種類は，交流が密接だった島原半島に類似しています[1]．

○ たこ飯

　暑気払いにたこを食べる風習があります[2]．茹でたこは小口切り，ごぼうはささがき，椎茸，人参はみじん切りにして，米，調味料とともに炊き上げます．

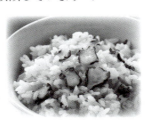

○ せんだご汁

　唐芋に芋でんぷん（せん）を加えてだごをつくります[1,2]．醤油で味付けしただし汁にだごをちぎって入れます．

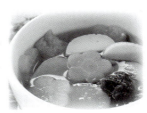

○ がねあげ（つき揚げ）

　精進料理として食べられてきました[2]．唐芋を千切りにし，衣をつけます．170℃の油で平たく揚げます[1]．県北地域では唐芋を輪切りにして揚げます．

＊その他の郷土食：巻きスルメ・ぶえん寿司など

＊料理の写真は熊本県農林水産部むらづくり課よりご提供いただきました．

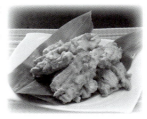

食べる

2 地産地消と直売所

地産地消とは

　地産地消とは，地域で生産された野菜・果実・肉・魚などの農林水産物を地域で消費しようとする取組みをいいます．この取組みは，単に地場産物の消費を拡大するだけでなく，生産者と消費者を結び付け，安心・安全でおいしい農産物の提供や，地域の伝統的な食文化の継承につながります．もちろん，環境保全，自給率の向上，地域の活性化にも役立つ取組みです．

直売所について

　地産地消の具体例として，地域の農産物を生産者が直接消費者に販売する直売所があります．直売所は，全国で 23,700 ヶ所を超え，年間販売額は約 9,400 億円となり [1]，今後も伸びていくことが期待されている市場です．

　直売所の形態は様々です．"道の駅" は有名ですが，その他にも，畑や自宅に隣接させて個人で販売しているところ（図1），複数の農家が運営しているところ，地方自治体が運営しているところ（図2），農業協同組合（JA）が運営しているところがあります．

くまもとの直売所

　熊本県の直売所は，道の駅が 30 ヶ所 [3]，JA 直売所が 34 ヶ所 [4]，その他を合わせて 500 ヶ所以上もあります [1]．熊本県は，豊かな自然の恵みを背景に，多彩な農産物が生産されています．そんな農産物を手軽に手に入れられる直売所活用のポイント（表1）をまとめましたので，こちらを参考に地産地消を実践してみましょう．

| 環境 | 生産 | 加工・流通 | 消費・調理 4 | 健康 | 文化 |

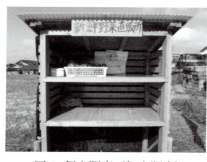
図1 個人販売（無人販売）

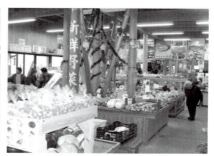
図2 地方自治体が運営している直売所

表1 直売所活用のポイント

ポイント	内容
買い時は朝！	開店直後が品数豊富．取れたて野菜も多く扱われています．
加工品もチェック	農産物だけではなく，お総菜や漬物などの加工品も見逃せません．郷土料理を食べて食文化の継承を．
生産者と積極的に会話を	旬の農産物やその調理法，生産者ならではの活用術などを尋ねてみましょう．
直売所情報はこちら	熊本県地産地消サイト (http://cyber.pref.kumamoto.jp/Chisan/)

an EXERCISE

【練習問題】熊本県の直売所はどれくらいあるでしょうか？

① 50ヶ所　② 100ヶ所　③ 500ヶ所以上

3 栄養バランスを考える

　家族の食事の献立は，食事バランスガイドを参考に，一汁三菜の形で考えると栄養バランスがよくなります．一汁三菜の形を基本に，家族の嗜好や年齢を考慮して献立をたてましょう．

食事バランスガイド

　食事バランスガイドとは，1日に「何を」，「どれだけ」食べたらよいかを考える際の参考になるよう，食事の望ましい組み合わせとおおよその量をイラストでわかりやすく示したものです．献立の基本の組み合わせは簡単です．毎食,「主食」＋「主菜」＋「副菜」を組み合わせて食べましょう．「食事バランスガイド」のコマは，バランスのよい食事と運動でよくまわります．楽しみである菓子や嗜好飲料のとり方に注意しながら，過不足でコマが倒れないような食生活を送りましょう．

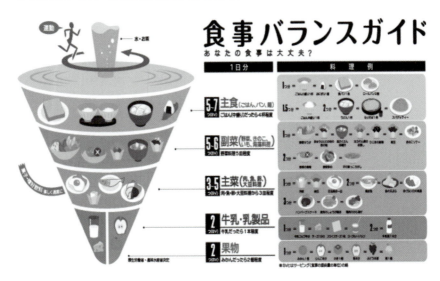

図1　食事バランスガイド [1]

| 環境 | 生産 | 加工・流通 | **消費・調理** 4 | 健康 | 文化 |

食生活指針

　一般の人々を対象に，健康の保持・増進のために特に気をつけることを
まとめたものです[2]．毎日の食生活を見直し，自分の体調をチェックする
ことで，健康な心とからだを保つことができます．

---

　1. 食事を楽しみましょう

　2. 一日の食事のリズムから，健やかな生活リズムを

　3. 適度な運動とバランスのよい食事で，適正体重の維持を

　4. 主食，主菜，副菜を基本に，食事のバランスを

　5. ごはんなどの穀類をしっかりと

　6. 野菜・果物，牛乳・乳製品，豆類，魚なども組み合わせて

　7. 食塩は控えめに，脂肪は質と量を考えて

　8. 日本の食文化や地域の産物を活かし，郷土の味の継承を

　9. 食料資源を大切に，無駄や廃棄の少ない食生活を

　10.「食」に関する理解を深め，食生活を見直してみましょう

ライフステージ別の食育

I. 乳幼児期の食事

・ 発育が盛んな時期です．栄養バランスのとれた食事を心がけましょう．

・ 食事のリズムを大切にし，朝食・昼食・夕食を規則的にとりましょう．

・ 家族そろって楽しく食卓を囲むことは，乳幼児には，食に対する意欲を
　培う機会となります．「わが家の味」を毎日の食事で自然に覚えさせます．

・ 3歳を過ぎれば，正しい箸の使い方を教え，「いただきます」や「ご
　ちそうさま」のあいさつなどの食事のマナーを教えます．

食べる

II. 学童・思春期の子どもの食事

　文化とは本能としてくり込まれた行動ではなく，人間の集団のなかで後天的に習得しなければならない行動です．

- 子どもの嗜好を育てることが大切です．子どもは食べた経験のない食べ物に対する抵抗感が大きいので，繰り返しによる食べ慣れや調理するなどの経験と学習により，苦手感をなくしていくことができます．嗜好は育てていくものです．おいしいと感じられる食品を使用し，旬の生鮮食品，地産地消の品を素材として料理しましょう．簡単なものから手作りをして，素材の味とできたての風味を味わいましょう．

III. 成人期の食事

- 食生活指針と食事バランスガイドを参考にして下さい．日常の生活が忙しくなり，中食や外食の利用が増え，食塩やエネルギーの過剰摂取になりやすい年代です．毎日の食事を楽しみ，食事に関心をもつ姿勢をもち続けることによって，食事バランスの知識をより積極的に得ていくことができます．自分の食事の適正量を確認することができます．
- 生活習慣病に和食の特性を生かしましょう．米飯を中心とした野菜や大豆製品，魚が豊富な和食メニューを取り入れることで，揚げ物，炒めものなどの脂質の過剰な摂取を避けることができます．

IV. 高齢期の食事

- 生活の質を下げないことが重要です．少しでも長く，現在の健康状態の維持を目指しましょう．咀嚼能力の維持・回復に努め，エネルギーとたんぱく質を充分摂取できるように配慮する必要があります．
- かむ力が弱い，飲み込む力が弱いなど食べる機能が低下してきます．

| 環境 | 生産 | 加工・流通 | 消費・調理 4 | 健康 | 文化 |

食べ物の形，柔らかさや適度のとろみをつけるなど工夫することで，食べる量の確保や食事がおいしいと感じることができる状態を維持することができます．

平成23年度熊本県民健康・栄養調査[3]の結果では，1日に主食・主菜・副菜がそろう食事をしている人は，男性で約40％，女性で約30％でした．食事のバランスを保つためには，主食・主菜・副菜がそろった献立を心がけることが重要です．「主食」はエネルギー源となる料理で，ご飯・パン・めんなどの料理です．「主菜」はたんぱく質や脂質の供給源で，魚介，肉，卵，大豆製品などを使った献立が中心のおかずです．「副菜」はビタミン，ミネラル，食物繊維などの供給源で，野菜，いも，海藻，きのこなどを材料にするおかずです．汁，飲み物，果物，デザートなどを必要に応じて加えると，栄養バランス，味や彩り，嗜好の面で，より充実したものとなります．

大切なのは「エネルギー摂取量」と「栄養バランス」

「栄養バランス」がとれた過不足のない「適量」の食事が目標となります．最近は料理を大皿に盛って出す家庭も増えていますが，大皿盛りだと好きなものしか取らないので，栄養のバランスが崩れやすくなります．主食・主菜・副菜がそろっていても，主菜が2皿あったり，主食の量が多すぎたりすると，「適量」が守られません．一汁三菜のお膳の形で覚えておくと，選び方や過不足が一目でチェックできます（図2）．

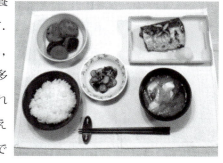

図2 一汁三菜のお膳の配置

食べる

献立作成の手順

① 主食 ··· 先ず主食を決めます（ご飯・パン・めんなどです．ラーメンや寿司，丼物，パスタ，チャーハンなども含まれます）．主食（例えばご飯の場合）の分量を決めるためには，穀類が占めるエネルギーの割合を，食事全体の40〜50%とします．ご飯150 g（中盛り茶碗1杯）が250 kcalとして，1日のご飯の量を決めます．

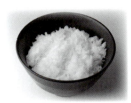

② 主菜 ··· 主菜を選び，その調理法も決めます．魚介，肉，卵，豆腐などがおもな材料で，献立の中心となるおかずです．たんぱく質や脂質の供給源となるので，たんぱく質が少ない場合は主菜にはなりません．1皿の肉や魚などの量は，1切れ80〜100 gを目安にして下さい．

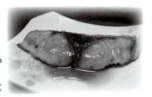

③ 副菜 ··· 野菜，いも，海藻，きのこなどがおもな材料のおかずです．主菜と副菜の調理法は重ならないようにしましょう．1皿の材料の目安は70 g程度です．

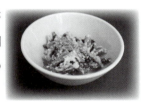

④ 副々菜，汁物 ··· 副菜では不足する野菜や海藻，いもなどを補います．献立に彩りや楽しさを添えることができます．

⑤ 果物，乳・乳製品 ··· 果物や乳・乳製品のデザートは食事に楽しみを添えます．果物や乳・乳製品をとることで，ビタミンCやカルシウムをとることを忘れないように心がけましょう．

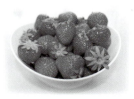

| 環境 | 生産 | 加工・流通 | **消費・調理** 4 | 健康 | 文化 |

平成23年度熊本県民健康・栄養調査報告書[3]によると，20歳代男性と40歳代男性の20%以上の人が，女性では15〜19歳の約19%の人が朝食を欠食していました．また，30，40歳代の約40%の人が昼食で外食・給食等を利用していました．

夜型の生活の人は朝早くに起きることが苦手で，そのために「時間がない」，「食欲がない」ことで欠食するようです．また，夕食や夜食の量が多いと，翌朝の朝食を食べられなくなる可能性もあります．生活リズムを整えるためには，朝食を摂ることが大切です．外食の場合は，好きなものを選びがちです．また，揚げ物中心の料理は脂質やたんぱく質が多くなります．組み合わせを考え，野菜も摂れるように，賢い選び方・食べ方が大切です．

この調査結果では，成人1人1日あたりの野菜摂取量の平均値は，男性266 g，女性255 gで，どちらも目標量の350 gに達していませんでした．野菜摂取量の少なさは，男性では20歳代，女性では30〜40歳代で目立っていました．果物については，目標摂取量は150 gですが，摂取量100 g未満の人が男性の約70%，女性の約60%を占めていました．熊本県は四季折々の野菜や果物の種類が多く，生産量も多い県です．新鮮で美味しい野菜をあと100 g（例えばミニトマト5個程度），果物をあと50 g（例えば，リンゴ約1/4個）食べましょう．

an EXERCISE

【練習問題】「栄養バランス」がとれた食事のお膳の形は，次のどれでしょうか？

① 三汁七菜　　② 一汁三菜　　③ 二汁五菜

4 くまもとの食材と調理技術を学ぶ

 それぞれの材料の特徴や旬を知り，料理の基本である材料の切り方，調味の仕方や盛り付け方をマスターすると，おいしい料理ができます．料理をおいしく作ることができると，料理することが楽しくなります．

魚介類の旬を知っていますか？

 魚介類は，産卵の1～2か月前から脂がのってきておいしい時期となり，店頭に多く出回るようになります．有明海や八代海，天草灘に囲まれた熊本では，四季を通じてたくさんの種類の魚介類が獲れます．旬の時期の生ものを購入し，おいしく調理しましょう．

【くまもと四季のさかな】

 熊本県民の皆さんにもっと知ってもらい，おいしく食べていただくため，熊本県では四季折々の代表的な魚介類を「くまもと四季のさかな」として選定しています[1]．

　　春：マダイ，アサリ，コウイカ，キビナゴ
　　夏：イサキ，タコ，アジ，ハモ，クルマエビ（県魚）
　　秋：タチウオ，モチウオ，ガザミ，シイラ
　　冬：ブリ，ヒラメ，コノシロ，ガラカブ

魚肉の特徴

 魚肉は獣鳥肉に比べて肉質が軟らかいので，刺身にすることができます．加熱すると硬くなりますが，タイやカレイなどの肉はほぐすと繊維状になり，でんぶとしてちらし寿司や巻き寿司の具として利用できます．しかし，マグロやカツオなどの肉は加熱でたんぱく質の凝固が促進されて硬くなります．そこで，角煮にするとおいしく食べることができます．

| 環境 | 生産 | 加工・流通 | 消費・調理 4 | 健康 | 文化 |

　魚介類は獣鳥肉と同様に重要な動物性のたんぱく源として利用されていますが，脂質が少ないのが特徴です．また，多価不飽和脂肪酸を多く含み，特にイワシ，サバなどの「青背の魚」は，イコサペンタエン酸（EPA）やドコサヘキサエン酸（DHA）が多く，血管系疾患の予防に効果があります．しかし，多価不飽和脂肪酸は酸化されやすいので，干物や冷凍魚を長期保存すると油焼けといわれる褐変を起こして，不快臭や渋みがでます．

野菜を食べていますか？

　平成23年度熊本県民健康・栄養調査[2]の結果によると，成人1人1日当たりの野菜摂取量は男性266 g，女性255 gと目標量の350 gに達していませんでした．1日当たりの摂取量が350 g未満の人は，男女ともに約80％でした．熊本では，施設野菜や高冷地野菜，露地野菜など多様な気象条件を生かして多種類の野菜が栽培されています．旬の野菜を上手に利用して，副菜をもう1品増やしましょう．

【野菜の旬】

　　春・・・ごぼう，キャベツ，レタス，アスパラガス，グリンピース，筍，
　　　　　　空豆，三つ葉

　　夏・・・なす，トマト，ピーマン，苦瓜，枝豆，きゅうり，シシトウ，
　　　　　　トウモロコシ，みょうが，ツルムラサキ

　　秋・・・里芋，青梗菜，さつまいも

　　冬・・・ほうれんそう，春菊，カリフラワー，ブロッコリー，白菜，大根，
　　　　　　小松菜，長葱

くまもとふるさと野菜

　熊本の人や風土とのかかわりが強い伝統野菜（15品目）や特産野菜（13品目）のことです．地域特産の野菜をときには使って，伝統料理を楽しんでみてはいかがでしょうか．

○ 伝統野菜15品目

　赤大根，地きゅうり，はなやさい天草1号，佐土原なす，赤崎からいも，水前寺菜，熊本赤なす，黒菜，鶴の子芋，あかどいも，阿蘇高菜，ひともじ，熊本京菜，熊本ねぎ，水前寺もやし

○ 特産野菜13品目

　上津深江すいか，すいおう，茎ブロッコリー，サラダたまねぎ，塩トマト，ヒゴムラサキ，色見すいか，水田ごぼう，大長なす，まこもたけ，ばってんなす，フルーツたまねぎ，水前寺せり

くまもとの水でおいしい出汁をとりましょう

　くまもとは水が豊かで，おいしいといわれています．そのおいしさは，カルシウムやマグネシウムなどのミネラルの量が少ない「軟水」であることが一因となっています．「軟水」は食材を軟らかく仕上げるといわれ，うま味成分を引き出す性質があります．和食の基本となるだしは，うま味成分が溶けやすいという「軟水」の特徴を最大限に生かしています．

　最近は手軽で便利なインスタントだしがいろいろ市販されていますが，お正月など特別な日には，だしをとってみましょう．

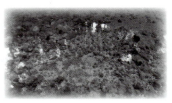

澄み切った白川水源の湧水

| 環境 | 生産 | 加工・流通 | 消費・調理 4 | 健康 | 文化 |

日本料理のおいしさはだしによって決まります．おいしいだしを使えば塩分も控えられます．

○ かつおだし

かつおぶしのだしは，ほとんどの料理に使えます．昆布や煮干しなどのように水に浸けてうまみを出す手間もなく，短時間でうま味と香りを引き出せます．

【けずりぶしの選び方】

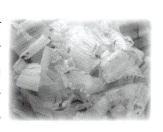

カツオ，サバ，ムロアジや，それらを混合したものがあります．みそ汁なら，安いサバや混合けずりぶしで充分です．「糸がつお」はおひたしなどにかけて，そのままいただくもので，だしとりには向きません．「けずりぶし」は，長く置くと風味が落ちるので，缶や密閉容器で保存します．

○ 昆布だし

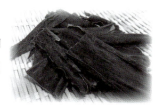

昆布の多くは北海道産です．真昆布や羅臼昆布は高級品で，家庭用には利尻昆布，日高昆布が使われます．

○ 混合だし

昆布とかつおぶしの両方のうま味が出る上等のだしです．すまし汁や和え物などに使います．昆布だしのうま味成分であるグルタミン酸とかつおだしのうま味成分であるイノシン酸が1：1の割合の時，うま味の強さが単独の時と比較して約8倍になります．日本料理のだしには，昆布やかつおぶしをよく使いますが，混合だしのうま味は，この相乗効果

によるものです．混合だしは昆布だしを取った後，昆布だしを沸騰させて，かつおだしの操作を行います．

【こんぶとかつおぶしのだしの取り方】[3]

基本分量：昆布・・・・水の 1 ～ 2%，　かつおぶし・・・・水の 1 ～ 2%

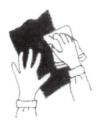
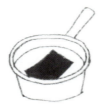

① こんぶの表面の砂やごみをとります．白い粉はうま味成分なので，ふきとらないようにします．

② 鍋に水を入れて，こんぶを約 30 分浸けておき，弱火にかけます．

③ ブツブツと泡が浮かび，沸騰寸前にこんぶを引き上げます．こんぶを煮出すとぬめりがでますので，気をつけましょう．

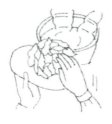
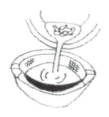

④ 少し火を強めて，かつおぶしを一度に入れます．再びフワッとわき上がったら，火を止めます．

⑤ かつおぶしが沈んだら，ざるにキッチンペーパーを敷いてこします．

| 環境 | 生産 | 加工・流通 | 消費・調理 4 | 健康 | 文化 |

● 二番だし

昆布とかつおぶしでとっただしを「一番だし」、とった後の昆布とかつおぶしに約半量の水を加え2〜3分煮出したものを「二番だし」といいます。煮物やみそ汁に使います。

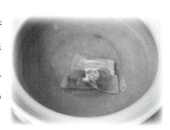

● 煮干しだし

煮干しは形が整っていて、うろこが青銀色に光るものを選びます。腹の部分が油焼けしているものは避けた方がいいでしょう。みそ汁や煮物に使います。

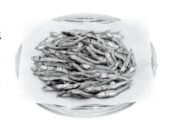

【煮干しだしの取り方】

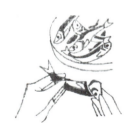

① 煮干しの頭と腹わたは、苦みがあるので、とりのぞきます。

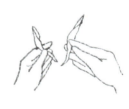

② 煮干しの身を2つに裂き、水に30分ほどつけておきます。

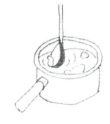

③ 中火にかけ、浮いてくるアクをとります。沸騰後2〜3分煮てから火を止め、こします。

食べる

野菜はどのようにきるのでしょうか？

　野菜は，作るものに合わせて，いろいろな形に切ります．野菜の切り方の基本18種類を知っておくと，火の通りが均一になり，料理の出来上がりがきれいになります．

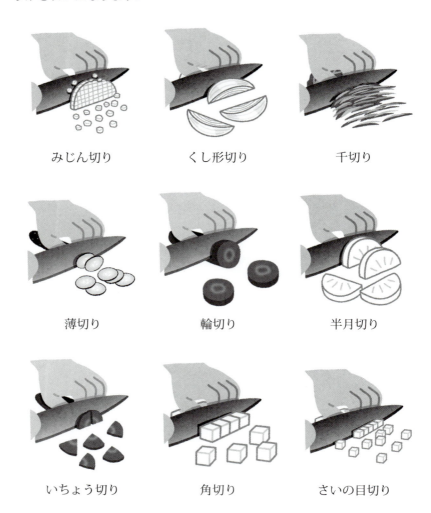

みじん切り　　　くし形切り　　　千切り

薄切り　　　輪切り　　　半月切り

いちょう切り　　　角切り　　　さいの目切り

| 環境 | 生産 | 加工・流通 | 消費・調理 4 | 健康 | 文化 |

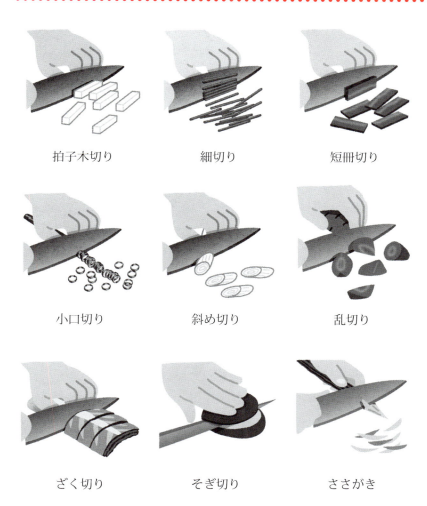

拍子木切り　　細切り　　短冊切り

小口切り　　斜め切り　　乱切り

ざく切り　　そぎ切り　　ささがき

an EXERCISE

【練習問題】昆布だしのうま味成分は次のうちどれでしょうか？

① グルタミン酸　　② イノシン酸　　③ グアニル酸

5 食事の作法とマナー

食卓の作法

　食材・食器の適正な扱い方をはじめ、食卓をともに囲む人への配慮や感謝、食事の場の環境などにも影響する食文化であり、おいしく楽しく食べるための営みの1つです．日本では古くは食物を手づかみで食べる「手食」[1]でしたが、7世紀頃中国や朝鮮から「箸」で食べる習慣が伝えられ、初めは朝廷の儀式などの場面で使われ、その後8世紀の奈良時代に一般にも広まりました．さらに、飯や汁物などの器を手に持って食べるようになりました．

料理の形式

　鎌倉時代に禅宗寺院で肉食を避けた「精進料理」が発達し、仏事や日常の食事にも影響を与えました．室町時代になると、千利休による茶の湯とともに「懐石料理」が誕生しました．また、日本料理の正式なお膳であり、「一汁三菜」（図1）に代表される「本膳料理」が室町時代に武家の間で始まり、江戸時代にかけて発達しました．庶民の間では、酒宴において「会席料理」が用いられるようになり、一般的な客膳料理のもとになりました．現在、熊本城内に復元された本丸御殿では、約200年前の熊本藩に由来

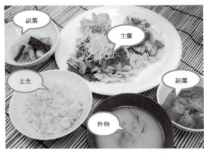

図1　日本料理の正式なお膳である「一汁三菜」の料理の配置

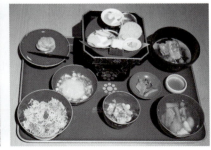

図2　熊本藩のレシピを復元した「本丸御膳」（協力：青柳）

| 環境 | 生産 | 加工・流通 | 消費・調理 | 健康 | 文化 |

する飲食物製法書「料理方秘（1803年)」をもとにした料理再現がなされています．複数の膳にたくさんの料理が並ぶ，武家の儀礼的な料理様式である「本膳料理」を参考にし，いろいろな料理を1つの御膳にとりあわせた「本丸御膳」を食べることができます（図2).

1日の食事回数

　鎌倉時代中期から公家などの間で1日2食から3食へと変わり始め，室町時代には武士，江戸時代には庶民の間に定着し，現在に至っています．

食事の作法

　日本では世界中のさまざまな料理が食卓に上るようになりました．それに伴い，食事の場や食事のとり方も多様化しています[2]．小中学生を対象とした調査[3]では，家で食事の際，「いただきます」，「ごちそうさま」の挨拶を「いつもする」と答えた人は，小学生で7割強，中学生で6割弱でした．「食事の際に家族に注意されることは何ですか」という質問に対して，「テーブルに肘をついて食べる」（約5割）がもっとも多く，「好き嫌いなく食べる」，「はしの持ち方」，「食前の手洗い」の順でした．一方，家庭で親が子どもに教えていることは，小中学校ともに「食べるときの姿勢」（6割弱）がもっとも高く，「好き嫌いなく食べる」，「残さず食べる」，「食事のマナー」が挙げられました．学校においては，給食の時間に，小中学校ともに高い順で「基本的な食事のマナー」（約9割），「身支度や手洗いなど衛生」，「偏食をしないで食べる」，「感謝の気持ちで食事をする」を指導しているとの回答でした．望ましい食事の作法を身につけることは，食生活を充実させるために重要であると認識されています．

食べる

食事のマナー

　ここからは，食文化を背景とした食事の基本的マナーについて具体的に紹介します．個別に必要とされるマナーや背景となる食文化の詳細については，それらを解説した他書[4〜6]を参考にしてください．日本では一般的ですが，日常の食事の前後に「いただきます」，「ごちそうさまです」と挨拶するのは，他国と比べて特異な文化であり，その意味は食べ物や人や動物の命に対する感謝の念を表しているとも言われます．また，これらの言葉を発することにより，生活の中に規律と規則性をつくることができます．食事をともにする人がいる場合，コミュニケーションを取るきっかけにもなります．

　マナーとして嫌われることの1つに，「犬食い」と言われる「犬のように料理に口を近づけて極端な前屈姿勢で食べる」食べ方があります．これは同席者も気持ちのいいものではありません．消化器官が圧迫されるので，身体にも望ましくないでしょう．食べ物ばかりに集中しないで，顔をあげて視線だけ軽く下を向くようにすると，視界が広くなり，周りにも配慮するというコミュニケーション力がアップします．「テーブルと身体の間をこぶし1つ分空ける」，「食器をやや手前に引いて食べる」と，姿勢を保ちやすくなります．

　日本の食事に欠かせない「箸」の扱い方も重要です．前述の小中学生を対象とした調査では，正しい使い方をしているのは6割弱でした．箸をにぎるとき，指先（特に人差し指）に力が入り過ぎると，緊張感が増して，かえって使いづらくなります．箸の扱い方で気をつけたい例を示します（表1）．習慣がついてしまうと大人になっても気づかず，同席者に嫌な思いをさせることがあります．

環 境	生 産	加工・流通	**消費・調理**	健 康	文 化

一度，自分の食事マナーを見直してみませんか．食卓の作法を見直し，先人の知恵に学びながら食事を楽しみましょう．

表1　箸の扱い方で気をつけたい例

名　称	内容	防ぐ方法
指し箸	話しながら箸先で人や物を指す	会話の時は箸を置く
迷い箸	何を食べるか迷って，料理の上で箸をあちこち動かす	次に食べるものを決めてから　箸を動かす
ねぶり箸	箸についたものを口でなめとったり，単に箸先をなめたりくわえたりする	食べない時は箸を置く
涙箸	箸先から料理の汁や食べ物がポタポタ落ちること	余分な汁や調味料はよく汁をきってから口に運ぶ
探り箸	手前の料理を取らずに奥の料理に箸を付ける	和食の盛付けの美しさを崩さないような食べ方を意識する
寄せ箸	箸で器を寄せたり押したりする	食べない時は箸を置く 器は手で持って動かす
拝み箸	食事前の挨拶で，箸を横に持って手を合わせ拝む	箸先が隣の人に向くので失礼になる．箸は置いて挨拶する
渡し箸	食器の上に箸を置く	箸置きや箸袋（折って）を使う

an EXERCISE

【練習問題】日本の食事の基本形と言われる「一汁三菜」はどのような組合せでしょうか．

① 1つの汁物に3つの野菜料理の組合せ

② 飯はなく汁物とおかず3つの組合せ

③ 飯に汁物と煮物・焼き物等のおかず3種の組合せ

6 食事の場を学ぶ

建築的視点

　「食の場」を建築的視点から考えた場合，建築の分野でよく言われる「食寝分離」の考え方が知られています．食寝分離とは，居住空間において食べる場所と寝る場所を分離するという考え方です．西山夘三（1942）[1]は，食室（食堂）と寝室を分けて設けることは『秩序ある生活にとって最低限の要求である』として，食寝分離の必要性を述べました．当時の我が国の居住空間の使い方は，まだ畳敷きが主流で，決して広くない限定された居住空間であったため，異なった生活行為をひとつの空間で転用する，いわゆる食寝転用論が主流でした．例えば，8畳の和室に卓袱台（ちゃぶだい）を置き食事がなされ，食事の後，その卓袱台を片付け，布団を敷き就寝するといった，同一空間で食事と就寝という異なる生活行為がなされていました．しかし，西山は，当時の市民の生活実態の調査を行い，限定された居住空間においても，多くの市民が，食の場と寝る場を極力分けようとする実態を明らかにし，食寝分離の必要性を発表しました．その後，吉武・鈴木（1953）[2]によって，食寝分離に基づく空間構成の公営住宅の標準設計51C型[※注1]が採用され，その後の日本住宅公団（現独立行政法人都市再生機構：UR）にも影響を与え，今日においてもマンションや戸建住宅で使用されるnDK[※注2]の間取りを産みだしたとされています．

　※注1　1951年に計画された公営住宅標準設計のひとつの型の名称
　※注2　n：寝室の数，D：ダイニング，K：キッチン

DK（ダイニングキッチン）

　日本住宅公団は，戦後の極端な住宅難において，新たな住宅供給を行なうに際して，住宅の平均規模を当時の公営住宅より1坪増やして13坪とし，

| 環境 | 生産 | 加工・流通 | 消費・調理 4 | 健康 | 文化 |

台所と食事室を一体化させたDK（ダイニングキッチン）を採用しました．このDKは，公営住宅ですでに台所兼食事室を設けたものが見られましたが，ここに卓袱台やこたつが置かれる例も見られたので，そうした使い勝手とならないよう公団側でテーブルを付設しました．また，流し台も

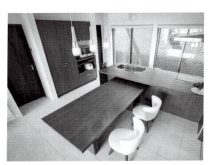

図1 対面キッチンの例

ステンレスのプレス成型による流し台にし，ピカピカのステンレスの流し台の前で，椅子式の食事をするというDKスタイルが誕生しました[3]．さらに，図1に示すように，流し台をダイニング側に配置し，家族らとのコミュニケーションを重視した対面キッチンと呼ばれるスタイルも今日では多く見られます．

椅子座と床座

　日本住宅公団によって日本中に供給されたnDKは，食の場と寝る場を完全に分け，食寝分離の生活スタイルを浸透させたと同時に，これまでの我が国の生活スタイルとしての畳敷きの床座から，西洋スタイルの椅子座へと生活スタイルを変えていきました．我が国では，平安時代の貴族の住居である寝殿造において，高床式の板張りの床上に家具調度を設えて居住空間としました．その後，室町時代以降から現代の和風住宅にまで強い影響を及ぼしているとされる書院造では，床に畳を敷き，床面の段差によって空間のヒエラルキーを形成するような方法も発達しました．さらに大正時代の椅子座の啓蒙期や，戦後の生活スタイルの西洋化など，今日まで，

食べる

日本の住宅は大きな流れとして床坐から椅子座へ，和室から洋室へと移り変わってきたと言われています．しかし，西洋的な生活スタイルが一般的と思われる今日の我が国の生活スタイルを見てみると，床面に直接坐ったり，床に正座をしてのお辞儀や，ソファーがあるにもかかわらず床に寝そべったりするなど，床面そのものを身体支持具とした床座がまだまだ多くの家庭で見受けられ，西欧における家具（椅子）を身体支持具とした椅子座との違いを見せています．

食の場

　現在の居住空間における食の場は，多種多様な変化を見せています．例えば，近年，新たな集住の形として，シェアハウスが注目されています．これまでの集合住宅の一般的な形として，ドア一枚で社会や他人とも隔絶し，隣近所にだれが住んでいるのかもわからない集住の在り方ではなく，一般的には，個人のプライベート空間としての個室(寝室)を持ちながら，L（リビング）やDK等を他の住人と共有するという形態が多く取られている点が大きな違いです．この場合，食の場であるDあるいはKはコミュニティを形成する場として位置づけられ，SNSでコミュニケーションをとることが一般的な現代の若い世代にとって，新鮮なコミュニケーションの場となっているようです．このような集住の在り方を求める背景には，家族内でのコミュニケーションの希薄さが垣間見えてきます．その意味では「食の場」が単に食事をするだけの場であってはならず，コミュニケーションを取り合う場でなければならないことを示唆するものと考えます．

　一方，戸建て住宅における食の場ですが，一般的によく見られるのは，キッチンとダイニングそれにリビングが一体となったLDKタイプです（図

| 環境 | 生産 | 加工・流通 | 消費・調理 | 健康 | 文化 |

2)．その中でも，ダイニングとキッチンの床の高さを変え，ダイニングを掘りごたつ式（床座＋椅子座）にしたものなどは，椅子座になじめず，床座に回帰しようとするものの，足腰の負担を考えると椅子座の快適性も欲しいという中高年などに人気

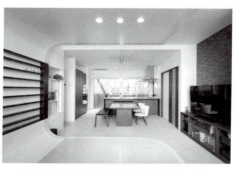

図 2　居住空間における LDK の例

があるようです．また，若い世代の家族などに人気があるのは，ダイニングテーブルを単に食事をするだけのスペースとせず，大きめのダイニングテーブルを設え，子供たちの勉強や工作，両親の趣味やパソコンコーナーなど，食の場が，趣味や娯楽の場と一体となるような空間デザインも見受けられるようになりました．

　子供たちは自我を形成する一時期には子供部屋に籠るものの，それ以前やそれ以降は，いつも家族が集う，このような大きなダイニングテーブルの食の場を安息の空間と考えているのではないでしょうか．これはまさに「食娯転用論」とでも言える空間の利用方法だと考えられます．このように見てくると食の場は，今後さらなる変化や可能性を秘めているのかもしれません．

an EXERCISE

【練習問題】我が国における居住空間の「食の場」は，時代と共に変化し，現在では様々な空間の利用方法が見られます．これらの基となる考え方として 1942 年に西山夘三によって提唱された「食の場」に関する考え方は何といいますか？

　　① 食寝転用　　　② 食寝分離　　　③ 食娯転用

7 食中毒の原因と予防

食中毒の原因

　食中毒の原因には，微生物，化学物質，植物や海産物由来の自然毒などがあります．しかしながら，発生件数では，細菌やウィルスなどの微生物によって起こされるものが，そのほとんどを占めています．以下に，原因別に食中毒を解説します．

細菌性食中毒とは？

　細菌性食中毒は，食品とともに体内に入った細菌自体が原因となる「感染型」と，細菌が作る毒素が原因となる「毒素型」の2つに分けられます．これらの食中毒の原因となる細菌には，それぞれの細菌ごとに生育しやすい条件（湿度，温度，栄養素など）があり，条件が揃うと急激に増殖する性質があります．食事を作る時にそのような条件が揃うのを避けるためには，調理器具や布巾は熱湯消毒をして，用途別に使用するよう心がけましょう．

「感染型」食中毒の原因菌

サルモネラ菌

　ネズミやゴキブリなどを運搬役として，動物の肉や卵などを汚染して，人に感染します．感染すると，発熱，下痢，おう吐，おへそ周辺の腹痛などの症状があらわれ，水様便や血便が出ることもあります．サルモネラ菌は熱に弱いので，食肉類や卵を生食せず，十分に加熱し，ネズミやゴキブリを駆除することで，感染を予防することができます．

腸炎ビブリオ菌

　主に生鮮魚介類から発生します．まな板や包丁などから二次感染した弁

環　境	生　産	加工・流通	**消費・調理 4**	健　康	文　化

当などが原因となることもあります．腸炎ビブリオ菌は熱や真水に弱く，症状はさし込むような上腹部の痛み，下痢，悪寒，発熱，吐き気などです．食材をよく水で洗い，加熱調理をすることで予防できます．

腸管出血性大腸菌（O157）

　病原性大腸菌の1種でベロ毒素が原因となる腸管出血性大腸菌は，感染力が非常に強く，汚染された食品や井戸水が原因食品となり，集団食中毒を引き起こすことがあります．腹痛，下痢，赤痢様血便などを発症します．店舗等では定期的な水質検査を行うことが重要です．

カンピロバクター・ジェジュニ／コリ菌

　家畜，家きん類の腸管内に生息し，食肉（特に鶏肉），飲料水などを汚染する菌です．潜伏期間が長いため，原因食品が判明しないこともあります．症状としては，発熱，腹痛，おう吐，下痢などの胃腸炎などが挙げられます．この菌は熱や乾燥に弱いので，調理器具の熱湯消毒をする，十分に加熱調理をする，肉と他の食品との接触を防ぐ，などの二次汚染を防止する対策が重要となります．

エルシニア菌

　この菌に感染している豚，ネズミなどの野生小動物の糞尿を介して，食肉や飲料水が汚染されます．この菌による食中毒では，発熱，腹痛，下痢などを発症します．食肉を十分に加熱することで予防することができます．しかしながら，低温でも増殖するので，冷蔵庫に保存しても過信しないことが大事です．

「毒素型」食中毒の菌と毒素

黄色ブドウ球菌

　この菌はヒトの口や粘膜に付着していて，切り傷などを化膿させるため化膿菌とも呼ばれます．菌自体は熱に弱いのですが，産生する毒素は熱に強い性質があります．おにぎりやサンドイッチなどの加工品が原因食となり，ヒト体内で菌由来の毒素によって，下痢，腹痛を伴った激しい吐き気を発症します．手足や腕などに傷があるときは調理せず，調理時に手指の洗浄，消毒を徹底し，黄色ブドウ毒素による食中毒を予防しましょう．

ボツリヌス菌

　菌自体は熱に強く，ソーセージやハム，肉類の缶詰の中など，酸素がないところで増殖します．この菌の毒素が原因で，頭痛や手足の痛み，吐き気，下痢などを発症します．毒性は強く，最悪の場合は死亡することがあります．毒素は熱に弱いので，食品を十分に加熱調理することで予防できます．熊本では1984年に起きた辛子蓮根によるボツリヌス毒素の中毒例が有名です．

ウェルシュ菌

　この菌の毒素による食中毒では，学校などの集団給食施設で前日に加熱調理をされ，そのまま室温で放冷されていた食品（肉類，魚介類，野菜，煮物）を食したことが原因となる例が多くみられます．原因食を食べてから12時間以内に，多くの場合，腹痛，下痢などを発症します．症状は比較的軽症です．前日調理を避け，加熱調理をしたものはなるべく早く食べることで，予防することができます．調理食品の保存は，小分けにして急速に冷やすこと，翌日に食べる時は，飲食前に十分再加熱して食するように心がけましょう．

| 環境 | 生産 | 加工・流通 | 消費・調理 4 | 健康 | 文化 |

セレウス菌

　この菌は，土壌などの自然界に広く分布しています．この菌の毒素は，熱に強く，ピラフ，スパゲティ，食肉，野菜，スープなど加熱調理食品が原因食品となります．この菌の毒素の中毒症状には，吐き気型と下痢型があります．米飯やめん類は，できるだけ作り置きしたり，長時間室内に放置したりせずに，調理後は10℃以下で保存するように心がけましょう．

ウィルス性食中毒

ノロウィルス

　このウィルスによる食中毒は冬期に多く発生します．主に生ガキ，ホタテ，アサリなどの二枚貝が感染源となり，ウィルスの保有者が触ったドアの取手やリモコンなどを通してヒトからヒトへ感染することも知られています．吐き気，おう吐，腹痛，下痢，微熱など，その症状は風邪の症状に似ています．予防のためには，調理者は手指の洗浄と消毒を丹念に行って感染防止に努め，調理器具も加熱処理などの汚染防止を心がけることが大事です．

細菌性食中毒の予防3原則

　6月〜10月は高温多湿で，食中毒菌の増殖に最適な環境となるため，細菌性食中毒が多く発生します．冬には発生頻度が減少しますが，最近では暖房で室内が細菌の増殖に適した温度になることもあります．食中毒の予防には，次の3原則を基本とする対策を年間を通して実施すべきでしょう．

　　【原則1】　細菌をつけない（付着させない）

　　【原則2】　細菌を増やさない（増殖を防ぐ）

　　【原則3】　細菌を殺す（除菌・減菌する）

食べる

自然毒

I. 動物性自然毒

フグ：毒成分であるテトロドトキシンは，フグの卵巣や肝臓などに多く含まれています．この毒成分は熱に強く，煮沸しても無毒にすることはできません．毒の作用（神経毒）は大体食して30分〜3時間後から始まり，感覚麻痺から呼吸困難となっていきます．発病から4〜6時間後（早い場合には約1時間半，遅くても約8時間後），死に至ります．フグ中毒のほとんどが素人料理によるものです．

貝類：下痢性貝毒と麻痺性貝毒があります．これらの食中毒は有毒プランクトンを取り込んだホタテ貝，イ貝，あさり貝などの二枚貝やバイ貝が原因となります．有毒成分は熱に強く，貝の内臓部に含まれています．

II. 植物性自然毒

きのこ：食用のきのこ類は多いですが，毒きのこもツキヨタケ，クサウラベニタケ，テングタケなど約30種類が知られています．中毒症状は，おう吐，腹痛，下痢など胃腸障害や，けいれんを起こし，昏睡状態となって死亡する場合もあります．有毒きのこの見分け方は難しいので，はっきりしないものは食べないことが大事です．

じゃがいも：可食部には通常毒性はありませんが，発芽部位に存在するソラニンを食すと数時間で腹痛，めまい，眠気などを起こすことが知られています．芽の部分は十分えぐり取り，皮を厚くむき，十分に水洗いすることで，ソラニンによる食中毒を予防することができます．

| 環境 | 生産 | 加工・流通 | 消費・調理 4 | 健康 | 文化 |

有毒植物の誤食：最近，「スイレン」をニラと，「チョウセンアサガオの根」をゴボウと，「チョウセンアサガオの実」をオクラと間違えて食した例や，飾りのアジサイを食した例など，有毒な野草や観賞植物を食用植物と誤まって食べる食中毒が増えています．家庭菜園などで野菜と観賞植物を一緒に栽培しないように注意しましょう．山菜は調理前に十分に注意し，確認してから調理するようにしましょう．

寄生虫食中毒

　魚介類，生肉，野菜等の生鮮食品には，様々な種類の原虫や寄生虫が寄生していることが知られています．中にはヒトの体内に入ると激しい痛みやおう吐などの症状を起こすものもあります．また，飲み水が原因となった例もありますので，生水には十分注意しましょう．

アニサキス：主にイルカやクジラ等の海棲哺乳類の胃壁に寄生しています．虫卵が糞便とともに海中に排出されて，スケトウダラ，サクラマス，マダラ，ニシン，マアジ，ヒラサバ，スルメイカなどに寄生します．これらの寄生虫がヒトへ寄生すると，腹痛，悪心，おう吐などの症状が発症します．一般的な寄生虫が原因の食中毒は，十分に加熱するか，−20℃（中心温度）で24時間以上冷凍するか，新鮮な魚を選び速やかに内臓を取り除くことで予防できますが，これらの生食には十分注意しましょう．

クドア・セプテンプンクタータ：ヒラメの筋肉中に寄生しています．寄生したヒラメの刺身を食べると，数時間程度で吐き気や下痢を発症します．−15〜−20℃で4時間以上冷凍，中心温度75℃で5分以上の加熱で予防できます．

143

サルコシスティス・フェアリー：サルコシスティス属の一種で馬の筋肉中に寄生しています．寄生した馬刺しを食べると，数時間程度で吐き気や下痢を発症します．この寄生虫による食中毒は-20℃（中心温度）で48時間以上冷凍することで予防することができます．熊本では冷凍処理された馬刺しが市販されています．

化学物質による食中毒

これまで不許可や精製度の低い食品添加物が原因となった食中毒がありました．最近では，故意または誤って混入した化学物質（毒物）が原因の食中毒や，容器や器具から溶け出す化学物質が原因の食中毒が心配されます．これらの食中毒には，一度に多くの毒物が入って起こる「事故的な急性の食中毒」と，長期間少しずつ体内に蓄積したことが原因となる「慢性食中毒」の例（ヒ素ミルク，ライスオイルなど）があります．

取り扱いの不注意から，食品に付いたり，誤って混入したりする中毒例が多いので，農薬，殺虫剤などの毒物・劇物は食品と同じ場所に置かないようにしましょう．また，調理器具や容器などから有害・有毒な物質が溶け出すことや，化学変化により新たに生成する化学物質で中毒を起こすこともあります．容器・器具などには使用規格基準が定められています．その取り扱いについては注意が必要です．例えば，掃除用のバケツなどを，漬け物用に使用するなど，本来の用途以外に利用してはいけません．

アレルギー性食中毒

ある種の食物に対して過敏に反応し，血圧低下，呼吸困難または意識障害など，様々な症状を引き起こす，食物アレルギーが知られています．

| 環境 | 生産 | 加工・流通 | 消費・調理 4 | 健康 | 文化 |

現在，えび，かに，小麦，そば，卵，乳，落花生の 7 種は「特定原材料」
と定めて，原材料を作るときに使った場合でも使用されたことがわかるよ
うに表示することが義務付けられています．また，あわび，いか，いくら，
オレンジ，カシューナッツ，キウイフルーツ，牛肉，くるみ，ごま，さけ，
さば，大豆，鶏肉，バナナ，豚肉，まつたけ，もも，やまいも，りんご，
ゼラチンは，使用されたことがわかるように表示することが勧められてい
ます．これらの食品に対するアレルギー患者のために，食品中に特定原材
料等を含む旨の情報を提供することは，消費者庁の「アレルギー物質を含
む食品の原材料表示」によって行われています．

　アジやサバに加え，サンマやイワシなどの青身魚は，新鮮でなくなると
アレルギーの原因となる成分が増加するため，これらの魚肉やその加工
食品を食することでアレルギーが発症することが知られています．食後，
30 分〜 1 時間くらいで，顔面などの紅潮，頭痛，じんましん様の発疹な
どの症状が発生します．この中毒は，干し物や煮付けも原因食品となりま
すので，その加工品においても保存状態のよいものを摂取し，賞味期限の
切れた食品の摂取を避けるように注意しましょう．

* この項目の内容は，巻末の「ガイドブックに利用した文献や資料」の「4-7
　食中毒の原因と予防，p. 209 〜 210」に記載された文献および資料[1〜9]
　の内容の一部をとりまとめたものです．詳しい情報はこれらの資料およ
　び文献を参照してください．

Column

球磨焼酎

　球磨焼酎は人吉，球磨地方で作られる米焼酎で500年以上の歴史を持っています．江戸時代には玄米を原料として，蒸した玄米に木灰をまぜて玄米麹が作られていました．この玄米麹に蒸した玄米と水，酵母を加えてもろみを造り，20～50日ほど熟成させたもろみを蒸留して製造されていました．明治以降は原料が白米に変わり，昭和50年代には減圧蒸留法が普及しました．1995（平成7）年には世界貿易機関（WTO）のTRIPS協定に基づく産地表示の保護指定を受けました．定められた地域で，定められた製法で作られたものだけが，これらの産地を冠した呼称を使うことができます．球磨焼酎の表示基準は「米麹および，球磨川の伏流水である熊本県球磨郡または同県人吉市の地下水（球磨の地下水）を原料として発酵させた一次もろみに米および球磨の地下水を加えて，さらに発酵させた二次もろみを熊本県球磨郡または同県人吉市において単式蒸留機をもって蒸留し，かつ，容器詰めしたものであること」となっています．もろみをつくる工程は清酒と似ていますが，清酒では黄麹菌を，焼酎では黒麹菌や白麹菌を用います．黒麹菌や白麹菌はクエン酸生成能が高く，高温多湿の地域でも有害菌の繁殖を防ぎます．単式蒸留はポットスチルとよばれる単式蒸留機を用いて蒸留したもので，大気圧下でエタノールを蒸留する常圧蒸留法と，減圧し，水の沸点を下げて蒸留する減圧蒸留法に大別されます．常圧蒸留法では，大気圧下，90～100℃で蒸留されるため，独特な香りとコクのある濃い味わいとなります．減圧蒸留法は40～50℃で蒸留され，沸点の高い成分がもろみに残り，マイルドでクセの少ない味わいとなります．また，甕や樽などで熟成したもの，独自に酵母を培養して吟醸香を持ったものなど，さまざまな製品が製造されています．

環 境	生 産	加工・流通	消費・調理	健 康	文 化

第5章　健やかにすごす

熊本県民の栄養や疾病動向を理解し，郷土の食材や調理法の利点を生かして，豊かに過ごす方策を考えてみましょう．

健やかにすごす

1 熊本県民の健康と食事の関係

熊本県民の疾病動向

　平成22年都道府県別生命表[1]によると，熊本県の平均寿命は男女ともに47都道府県中第4位であり（男性：80.29歳，女性：86.98歳），長寿県の一つです（図1）．その一方で，健康寿命（健康上の問題ない状態で日常生活を送れる期間）は男女ともに第21位と中位の状況であり（男性：70.58歳，女性：73.84歳），平均寿命と健康寿命の差が大きい状態にあります．熊本県の死因別死亡率の年次推移[2]を見てみると，昭和50年代後半から悪性新生物が死因の第1位で，心疾患，肺炎，脳血管疾患の順に続きます（図2）．また，熊本県は慢性腎臓病，人工透析患者，医療費が高く推移しています．このような疾病動向の背景には，メタボリックシンドローム，糖尿病予備群・有病者，高血圧，脂質異常症のリスク保有率が高いなどの生活習慣病との関連が考えられます．今後，熊本県内では人口減少と高齢化が進行していくことが確実です．このことから，社会保険費と医療費の抑制のために，効果的な健康施策が喫緊の課題となっています．

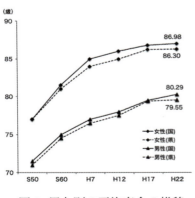

図1　男女別の平均寿命の推移
　　　1)のデータより作成

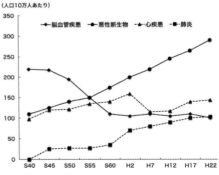

図2　死因別死亡率（人口10万人あたり）の推移. 2)のデータより作成

| 環境 | 生産 | 加工・流通 | 消費・調理 | 健康 5 | 文化 |

熊本県民健康・栄養調査報告書からわかること

　県民健康・栄養調査は，高血圧症，糖尿病，脂質異常症などの生活習慣病を中心とした県民の健康状態や食生活・栄養摂取状況を把握し，効果的な健康づくり事業を展開するための基礎資料を得るために，5年ごとに実施されています．熊本県民の健康や栄養に関するもっとも新しい調査結果は，「平成23年度熊本県民健康・栄養調査報告書」[3]に掲載されています．この調査でわかったことは，成人の多くに，高血圧症，糖尿病，脂質異常症などの生活習慣病がみられることです．この調査では，約4割の人が「自分の健康」に悩みや不安を持っていると答えていますが（図3），約8割の人は生活習慣の改善に意欲を持っていることがわかりました（図4）．

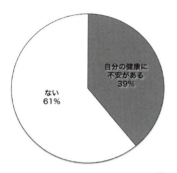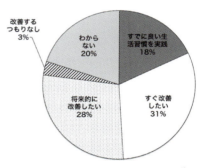

　　図3　自分の健康について[3]　　　図4　生活習慣の改善意欲[3]

生活習慣病のカギを握るのは「メタボリックシンドローム」

　多くの生活習慣病に共通する原因として「肥満」があげられますが，最近，内臓脂肪型肥満に，血圧，血糖，血中脂質の異常が合併する「メタボリックシンドローム」が動脈硬化を引き起こす原因として注目されています．厚生労働省は，内臓脂肪型肥満に着目した特定健康診査・特定健康保健指導を2008年4月より40〜74歳までの公的医療保険加入者を対象に実

健やかにすごす

施し，生活習慣病の予防・早期発見することで将来的な重症化を予防し，医療費の伸びの抑制を目指しています．

平成 25 年度の熊本県の実施状況は，特定健診が約 4 割，特定保健指導が約 3 割となっています．国の実施率の目標値は，特定健診が 7 割，特定保健指導が 4.5 割であることから，それぞれの実施率は高いとは言えない状況です．受診勧奨など，実施率の向上に向けた取り組みが必要です．

熊本県の現状は？

熊本県の成人 (20 歳以上) 男性の約 3 割，成人女性の約 2 割が肥満者 (BMI* ≧ 25) となっています．とくに，30 歳代の男性では約 5 割，70 歳以上の女性では 3 割弱が肥満者となっています（図 5）．この肥満者の割合は，前回の調査時より男性ではさらに増加しています．全国平均値との比較でも，同様な傾向がみられます．また，メタボリックシンドローム（40〜74 歳）が「強く疑われる者」と「予備群と考えられる者」は男女別で男性約 6 割，女性約 2 割となっています．年代別では，男性は 60 歳代，女性は 70 歳以上でもっとも多い状況です．メタボリックシンドロームが

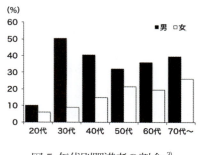

図 5 年代別肥満者の割合 [3]

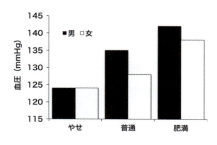

図 6 成人の肥満と血圧の関係 [3]

| 環 境 | 生 産 | 加工・流通 | 消費・調理 | 健康 | 文 化 |

「強く疑われる者」と「予備群と考えられる者」は，全国の有病率と比しても男女とも高い傾向にあります．

　BMIと生活習慣病との関連について，成人の男女ともに，BMIが高い人，すなわち肥満している人ほど，血圧が高いことがわかりました（図6）．血中脂質については，成人女性でBMIが高くなるにつれHDLコレステロール（善玉コレステロール）が低くなることが示されましたが，男性ではそのような傾向は見られませんでした．BMIとLDLコレステロール（悪玉コレステロール）については，男女ともBMIとの関連は認められませんでした．また，20歳以上の女性では，BMIが高いほどHbA1c** が高いことがわかりました．

【解　説】

* 　BMI（Body Mass Index：体格指数）

　　　　＝（体重 (kg)）÷（身長 (m)）÷（身長 (m)）

** HbA1c（ヘモグロビンエイワンシー）：グリコヘモグロビンとも呼ばれ，過去1〜2か月間の平均血糖値と相関する指標で，糖尿病の診断や血糖コントロールの把握に用いられます．

熊本の食生活は大丈夫？

　食生活に注目すると，1日に2回以上主食・主菜・副菜がそろう食事をしている人は，20歳以上の男性で約28%，女性で約31%に限られ，とくに，20歳代の男性では約23%，20歳代〜40歳代の女性では約19%と低い割合になっています（図7）．また，朝食を食べない人は20歳代と40歳代の男性に多く，約4人に1人の割合です（図8）．

5 健やかにすごす

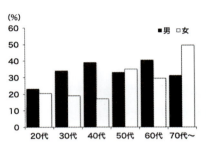

図7 1日に2回以上主食・主菜・副菜がそろう食事をしている人[3]

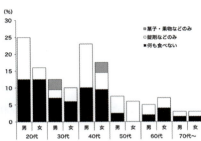

図8 朝食を食べない人の割合[3]

　野菜の摂取目標は1日あたり350gですが，男性266g，女性255gと，熊本県は農業県であるにもかかわらず，目標には約100gも不足しています（図9）．一方，脂肪を摂りすぎている人は，男性で約3割，女性で約4割を占め，食物繊維の摂取目標に達している人も約2割にすぎませんでした．塩分は摂取目標が男性で8.0g，女性で7.0gとなっていますが，実際の摂取量はそれぞれ11.2g，9.6gと，ほとんどの人が摂りすぎている状態です（図10）．社会環境の変化によって食生活は多様化しましたが，食生活の改善のためには県民ひとりひとりが食生活の課題を見つけ，意識を高めていくことが重要です．

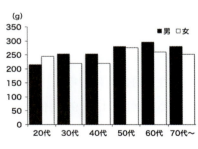

図9 年代別野菜の摂取量[3]

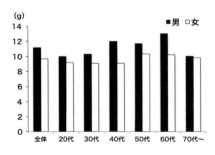

図10 年代別食塩の摂取量[3]

| 環境 | 生産 | 加工・流通 | 消費・調理 | 健康 | 文化 |

運動も少なく，生活習慣病に悪影響

運動習慣のある人は男女とも3割程度で，全国平均より低い傾向にあります（図11）．1日の歩数は，男性で7,260歩，女性で6,331歩となっています（図12）．厚生労働省の「健康づくりのための身体活動基準2013」[4] では，生活習慣病予防のために1日8,000〜10,000歩以上を推奨しています．熊本県民の平均歩数はこの目標に達していません．

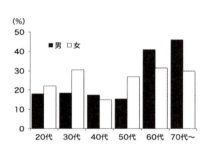

図11 運動習慣のある人の割合[3]

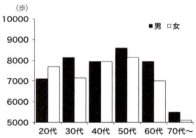

図12 熊本県民の1日の歩数[3]

まとめ

以上のような調査結果から，熊本県民の食生活と健康の関係は，車社会によって運動量が減り，野菜・食物繊維の摂取量が少なく，脂肪や塩分の摂取が多く，肥満やその他の生活習慣病を助長する生活を送っている人が少なくないのでは？　ということが見えてきます．

an EXERCISE

【練習問題】朝食を食べない人は，20歳代男性と40歳代男性で割合が高くなっています．その割合は次のどれでしょうか？

① 4人に1人　② 5人に1人　③ 6人に1人

健やかにすごす

2 熊本県における食育の取り組み

食育とは何か

　前章までに様々な食に関することを紹介してきましたが，そもそも「食育」とは何でしょうか．国が 2005 年に定めた食育基本法[1]では，食育を

1. 生きる上での基本であって，知育，徳育，及び体育の基礎となるべきもの．
2. 様々な経験を通じて「食」に関する知識と「食」を選択する力を習得し，健全な食生活を実践することができる人間を育てること．

と定義しています．

　近年，塩分摂取過剰，野菜摂取不足，孤食，朝食欠食，食の安全性など，食に関する課題は山積みです．こうした課題を解決していくためにも，ひとりひとりが，食育を進めていくことが求められています．

熊本県の食育

　熊本県では国が作成した食育推進基本計画[2]に沿って，熊本県食育推進計画[3]が 2006 年 3 月に策定されました．現在はその第二次計画として，「くまもと　食で育む命・絆・夢プラン」[4]が 2011 年から 2017 年まで施行されています．この食育推進計画では身につけたい 5 つの力として，①望ましい食を選択する力，②食材の味がわかる力，③料理する力，④食に感謝する心，⑤元気な体の調子がわかる力，をあげています．県民にこのような力をつけてもらうために，次のような取り組みが実施されています．

1. 「くまもとふるさと食の名人」[5]による伝統料理教室や食農講話
2. 外食でも健康で豊かな食生活を実践できるように配慮したメニューや，健康づくりに関する情報を提供する飲食店に対する「くまもと健康づくり応援店」[6]の認定

| 環境 | 生産 | 加工・流通 | 消費・調理 | 健康 | 文化 |

3. 子どもたちが県産農林水産物を使用し，栄養価も考えられたおやつを食べることができる仕組みとしての「くまモンおやつプロジェクト」[7]

　熊本県教育委員会では，スーパー食育スクール事業として，学校が大学や企業等と連携し，食育を通じて健康増進など普及啓発を行うためにモデル校を選定しています[8]．平成27・28年度には，あさぎり町立免田小学校がスーパー食育スクールに選ばれています[9]．親子料理教室や特別授業を行ったり，食に関する情報やクイズが掲示されている「食育ロード」と呼ばれる廊下が作られて，食育が進められています．

熊本県立大学の食育推進活動

　熊本県立大学では，平成18年度から「くまもとさんちの食育ビジョン」を策定し，熊本県の食育推進の中心的役割を果たすために，様々な食育活動を展開してきました．中でも，「食育の日」は特徴的なイベントです．「食育の日」とは，環境共生学部食健康科学科3年生および4年生を中心とした学生が考案したオリジナルメニューを，学生食堂のランチとして定期的（4～7月，10～1月）に提供する取り組みです（図1）．

　オリジナルメニューを考案するにあたり，学生は地域の食材を知り，地域の方に話を聞き，その地域ならではの献立を作ります．栄養価や旬

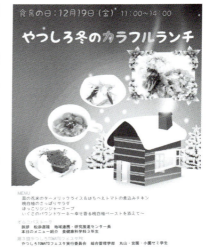

図1「食育の日のポスター」

健やかにすごす

の食材,工夫した点など,食と健康に関わる様々な情報を,食育の日に利用客の前で発表します.このように,学生が主体的に情報を発信することで,大人はもちろん学生と同年代の人々が熊本県の食材（農林水産物）のおいしさを知り,熊本県の食のファンになる可能性が高まります.また,そのままでは忘れられてしまう可能性の高い地元の食材,郷土料理を,若い人々に残していくことにもつながります.熊本県全体でも郷土料理の伝承は重視されており,熊本食育推進計画（くまもと 食で育む命・絆・夢プラン）[4]の中では,「郷土料理を知っている人の割合」の増加が目標として設定されています.

　食育の日は学生自身の学びを強め,食生活を変えるきっかけにもなります.たとえば,食育の日で利用した地域の食材を,自分で購入して家庭で調理したことをきっかけとして自炊するようになった学生もいます.このように学生が食生活を改善していくことは,現在の社会にとって,とても大きな意味を持ちます.というのも,現在の大学生の食生活の乱れは社会問題となるほど深刻になっているからです.図2を見てください.これらはすべて,大学生に撮ってもらった日常の食事の写真です.これらの写真に代表されるように,乱れた学生の食事には3つの傾向があります.1つ目が,カレーやラーメン,パン,丼ものなど,単品が食事となっていること,2つ目がカップラーメンやファストフードなど,いわゆるジャンクフードが多くなっていること,3つ目がお菓子を食事代わりにしていることです.いずれの傾向でも,共通して野菜の摂取量が少ないこと,塩分・脂質・糖質摂取量が多いことが挙げられます.

　このような食生活を続けていると,朝起きるのがつらい,体がだるい,便秘などの症状が現れやすくなります.青年期のふだんの体調について調

| 環境 | 生産 | 加工・流通 | 消費・調理 | 健康 5 | 文化 |

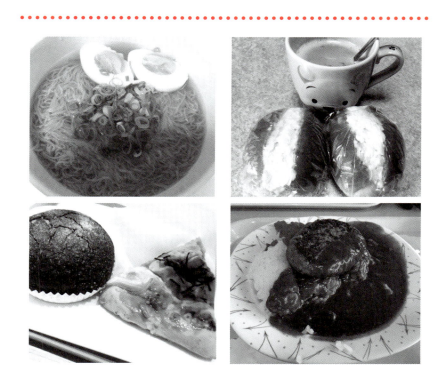

図2 野菜の少ない大学生の食事

査した結果によると，「疲れやすい」，「目覚めが悪い」，「肩がこる」など，なんらかの不調を訴える人の割合は，男性88.2％，女性98.8％と，大変高くなっています[10]．このような乱れた食生活が続くと，肥満や高血圧になって生活習慣病を患うことになります．現在，生活習慣病は若年化が進み，小学生高学年と中学生の約20％が何らかのかたちで生活習慣病対策の対象になっているというデータもあります[11]．若いときの食生活の乱れは，将来の生活習慣病の温床となることから，早期の改善が求められます．

このような食の乱れを，大学生が自らの力で改善できるように支援するため，熊本県立大学では平成27年度に新入生料理教室を開催しました．

健やかにすごす

この料理教室では，開催時期に流行していた「ジャーサラダ」や「おにぎらず」を野菜ソムリエから教わるという，わくわくする内容となりました（図3）．参加した学生からは，「役に立った」，「家でも作ってみる」などの感想が寄せられました．

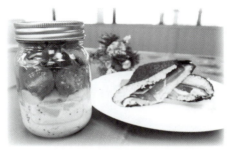

図3 「ジャーサラダ」と「おにぎらず」

　大学時代は，社会に出る前に自分の健康を管理する方法を学べる最後のチャンスです．現在，社会に出て燃え尽き症候群になったり，過労で倒れたりと，心身ともに体調を崩す若者が多くみられます．その様な事態の予防につなげるためにも，学生のうちに健康の自己管理方法を身につけることが必要です．

食環境の整備

　平成28年4月には，熊本地震が発生し，熊本県立大学の食育活動の拠点となっていた学生食堂が長期間使用できなくなりました．講義再開後は，別のホールで，学食業者がメニューを限定してランチを提供していました．そのメニューは，カレーやどんぶり，のり弁，パンなどで，野菜料理はほとんどありませんでした．野菜料理は調理場から配送の手間がかかる上，震災の影響で野菜が高騰し，とても出せる状況にはありませんでした．そのため，学生の野菜摂取量の低下が心配されました．先行研究[12]では野菜摂取頻度とうつ症状の関連が報告されていて，野菜摂取頻度が少ない人ほど，便秘などの体調不良のみならず，うつなどの精神疾患を発症

| 環境 | 生産 | 加工・流通 | 消費・調理 | 5 健康 | 文化 |

する割合が高くなる傾向があります．学生の心身の健康管理のためにも，野菜料理が手軽にとれる環境づくりを行うことが必要でした．

　そこで，震災後の学生の野菜不足解消をめざして，1日摂取目標量（350 g）[13] の約3分の1の野菜を無料で提供する，「学食における学生の野菜不足解消プロジェクト（「ベジチャージ@学食キャンペーン」）」を，同窓会の支援を得て，2016年6月27日（月）〜7月29日（金）に実施しました．このプロジェクト実施の結果，利用した学生の野菜の摂取量が増加し，野菜摂取の必要性を感じたという学生が約8割に達しました．

　食育は直接対象となる人に働きかけることが多いですが，このように食環境を変えることで，効率的に食生活を改善するとともに，対象となる人の食への意識を高める方法もあります．従来，健康につながる食生活の実践は個人の努力に任されるため，継続が難しいとされていました．しかし，ベジチャージキャンペーンのような食環境の整備は，より簡単に健康づくりを実践できるヘルスプロモーションの1つとして，熊本県民の健康づくりを応援する「第3次くまもと21ヘルスプラン」でも推奨されています[14]．今後も，熊本県立大学では，効果的に大学生の食生活改善を行うため，食環境の整備と食生活管理方法の獲得の両面から，食育を行っていきます．

an EXERCISE

【練習問題】1日の野菜の摂取目標量は何グラムでしょうか？

① 120 g　　② 250 g　　③ 350 g

3 くまもとの特産品を分析する

農業県くまもとの特産物

　熊本県は農業県として知られており，野菜だけでなく果物でも特徴のある農産物が作られて，全国に出荷されています．生産量全国1位のものを挙げると，野菜ではトマトがあり，果物ではスイカ，甘夏ミカン，不知火類（デコポン）が挙げられます．全国2位以下でも，なす，しょうが，タケノコ，カリフラワーといった野菜や，くり，いちご，メロン，温州ミカンなどもよく知られています．ここでは，これらの代表的な農産物の中からトマトと不知火類，さらに熊本県に特徴的な農産物として晩白柚とエゴマを選び，その食品としての栄養学的な特徴について解説します．

トマト

　トマトは生でも加熱してもおいしい野菜ですが，その旨味は，なんと昆布の旨味成分と同じグルタミン酸を多く含んでいるおかげなのです[1]．この旨味を生かして，スープやパスタソースのベースに使うことで，コクのあるおいしい料理をつくること

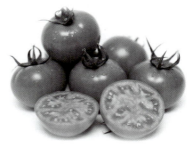

八代産トマト（写真提供：八代市）

ができます．また，同時に，トマトに含まれる「リコピン」などの機能性成分＊も，たくさん取り入れることができます．

　「リコピン」はトマトの赤い色素として有名ですが，カロテノイドの1種であるにもかかわらず，ビタミンAとはなりません．しかし，その機能性は古くから知られており，さまざまな生活習慣病の予防効果が期待されています[2]．リコピンは加熱安定性が高いことから，トマトケチャップ

| 環境 | 生産 | 加工・流通 | 消費・調理 | 健康 5 | 文化 |

でもきれいな赤が保たれています．実は，この物質は加熱により吸収が良くなりますが[3]，脂溶性成分なので，油を使うことでさらに効率よく吸収できるようになります．最近では，トマトのオイル漬けのような加工品も販売されています．

* 機能性成分：食品に含まれる成分で，生活習慣病予防のような生体調整機能を発揮する成分をいいます．

デコポンと不知火

熊本県ではさまざまな柑橘類が生産されています．その中でも，全国的に有名なものがデコポンです．これはJA熊本果実連の登録商標で，糖度などの一定の条件を満たした優良品にあたえられたブランドです[4]．したがって，それ自体は不知火とい

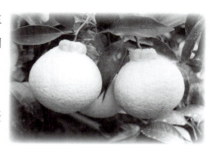

デコポン

う品種なので，本来であれば，基準を満たしていないものはデコポンとして出荷することができません．

デコポンは美味しさとその形の珍しさが特長です．ビタミンCはもちろんのこと，広く柑橘類に含まれている「フラバノン」が果皮だけでなく，果実にも含まれています．この物質には，脳血管疾患や心疾患などの生活習慣病を予防する効果が知られています[5〜7]．とくに，その1種であるヘスペリジンという物質は，それを水に溶けやすいように加工したモノグルコシルヘスペリジンが，血中の中性脂肪を低下させる作用[8]を持つということで，特定保健用食品の飲料などに利用されています．

161

健やかにすごす

ギネス級の柑橘類

晩白柚（ばんぺいゆ）は，熊本ではおなじみの巨大な柑橘類です．その学名「*Citrus maxima*」を訳すと「最大の柑橘」という意味になります．世界に認められた最大の柑橘類です．2015年には，県立八代農業高校園芸科学科で栽培した晩白柚が重量 4,859.7 g に達し，これまでの記録 4,858 g を更新して，ギネス記録に認定されました[9]．

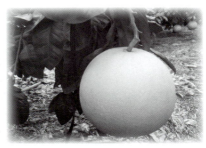

八代地域特産の晩白柚
（写真提供：八代市）

この晩白柚は，果皮が分厚いのも特徴で，古くから砂糖シロップで煮詰め，グラニュー糖でまぶして，ザボン漬けとして親しまれてきました．しかし，近年の健康ブームにより砂糖菓子が敬遠されるようになり，果皮の新しい使い方が模索されています．主産地の八代地域では，すでに様々な商品が開発されていますが，いずれも晩白柚独特の香りを生かした商品です．果皮にはフラバノンや食物繊維が豊富に含まれていることから，今後それらの成分を生かした新しい加工品が期待されています．

体にいい油

油や脂肪というと太るイメージから敬遠されがちですが，実は必ず摂取しなければならない「あぶら」があります．その中でも健康ブームに乗って注目されているのが，n-3系脂肪酸です．n-3系脂肪酸といえばEPAやDHAのような魚油が有名ですが，狭い意味での必須脂肪酸としてはα-リノレン酸の方が重要です．このα-リノレン酸を多く含む食品は限られ

| 環境 | 生産 | 加工・流通 | 消費・調理 | 5 健康 | 文化 |

ていますが，エゴマやアマニの種子に多く含まれています．エゴマから絞られた油は古来より食用にも用いられてきましたが，近年ではその栄養必須性や健康機能性が注目され，様々な機能性食品に活用され，機能性表示食品としても販売されています[10]．熊本県以外にも島根県や福島県で盛んに生産されています．無肥料・無農薬で栽培が可能なため，中山間地の新たな活用方法としても注目されています．

近年，本学でも松添直隆教授（環境共生学部・植物資源学研究室）の協力を得てエゴマを栽培した結果，無肥料・無農薬で栽培できることを確認しました．魚油は水産資源に頼らざるを得ない現状があります．その資源保護や海洋汚染の影響などを考えると，畑でとれた油を有効に活用することで，ヒトの健康に貢献できるだけでなく，地域農業の活性化にもつながることが期待されます．

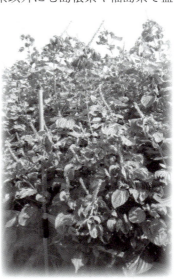

熊本県立大学の圃場で栽培されているエゴマ

an EXERCISE

【練習問題】トマトの機能性成分である「リコピン」を効率よく吸収する料理法はどの方法でしょうか？

① トマトをそのまま生でサラダとして食べる．
② トマトジュースとしてそのまま飲む．
③ トマトペーストをパスタソースのように油と加熱して食べる．

健やかにすごす

4 ブルーサークルメニューとは？

増え続ける糖尿病

　糖尿病は，平成24年度の調査で約920万人が罹患する国民病であり，増加の一途を辿っています[1]．糖尿病やその合併症である糖尿病網膜症，腎症，神経障害，心筋梗塞，脳血管障害は，患者さんの生活の質を大きく損なうだけではなく，医療に使われる税金や保険料の増大など，経済の面からも大きな問題となってきています．このような糖尿病患者が急増している原因には，生活習慣の急速な欧米化による脂質摂取量の増加と運動不足が深く関わっています．

熊本県民健康・栄養調査の結果から

　平成23年度の熊本県民健康・栄養調査[2]の結果では，肥満の女性の割合は全国平均値に比べて明らかに低かったのですが，男性は前回ならびに今回の調査結果では全国平均値に比べて有意に高く，特に30歳以降の年代で急激な増加が見られました（第5章 1. 熊本県民の健康と食事の関係，図5参照，p. 150）．また，メタボリックシンドローム症候群も，全国平均値に比べて，男女ともに有病率が高いことが示されました（図1）．

　肥満やメタボリックシンドロームを含む糖尿病や高血圧症などの生活習慣病の予防や治療には，日常の食事が大きな鍵を握ります．特に外食では摂取カロリーが多くなりがちなため，生活習慣病に対応し，安心しておいしく食べられるメニューがあると便利です．

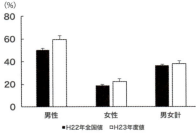

図1 メタボリックシンドローム症候群の有病率の全国との比較[2]
H22年全国値（男性1082, 女性1506）
H23年度熊本（男性254, 女性360）

| 環境 | 生産 | 加工・流通 | 消費・調理 | 健康 5 | 文化 |

「ブルーサークルメニュー」の誕生

　一般的に「健康食やヘルシーメニューは美味しくない」というイメージを抱きがちですが，「腕利きシェフがメニューを考え，管理栄養士が栄養計算した，味にも健康にも配慮したヘルシーメニュー」があるとしたらどうでしょう？　これまで，外食をためらいがちであった糖尿病の患者さんはもちろんのこと，健康意識の高い人達にとっても魅力的なメニューとなることが期待されます．

　そこで，熊本県では，熊本大学代謝内科，熊本県栄養士会（病院勤務管理栄養士），熊本県健康福祉部健康づくり推進課の「産」，「官」，「学」の組織が連携して，「生活習慣病に対応した，安心しておいしく食べられる外食メニュー」の開発に取り組んできました．平成 24 年 11 月より，「ブルーサークルメニュー」という名称で，熊本県内のホテル，飲食店，弁当店などで提供されています．

　このようなメニューを提供している店舗では，糖尿病予防に対する世界的な啓発活動のシンボルマークである「ブルーサークル」をモチーフとした，「ブルーサークルメニュー」のマーク（図 2）を掲示しています．エネルギー（カロリー），塩分，野菜などに配慮した，このマークを付けた外食メニューが，糖尿病，肥満，高血圧などの生活習慣病の予防の一助となることを願って名づけられました．

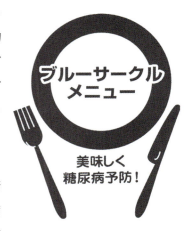

図 2　ブルーサークルのシンボルマーク

健やかにすごす

「ブルーサークルメニュー」とは？

「ブルーサークルメニュー」の食事は，認定委員会の審査によって，表1に示す基準をすべて満たしているかが審査され，認定されます．平成28年2月現在，79店舗で129種類のメニューが提供されています．平成25年度の熊本県立大学による調査では，実際にこれらの基準を守って提供されていることが確認されました．今後もメニューの改善に向けて，管理栄養士とシェフのさらなる努力と熱意が必要と思われます．

表1 ブルーサークルメニューとしての認定基準

①	1食当たりのエネルギーは500 kcal以上600 kcal未満
②	栄養のバランスがとれていること
③	1食当たりの塩分の使用量（塩分換算）3 g未満
④	1食当たりの野菜の使用量120 g以上
⑤	1食当たりの砂糖の使用量4 g以内
⑥	季節感を出したメニュー
⑦	熊本県産品を取り入れる
⑧	おいしく魅力的なメニュー

このほか，熊本県では県民の健康づくりの取り組みを支援するために，「くまもと健康づくり応援店」という制度が設けられています．栄養成分表示，食事バランスガイド表示，野菜もりもりメニューの提供，ヘルシーオーダーへの対応，地産地消，禁煙の推進などから1つ以上に対応した飲食店が認定を受けることができます（詳しくは第5章コラム，p. 178，を参照してください）．「ブルーサークルメニュー」は，この制度にあって，さらに上位のプログラムとして位置づけられています．

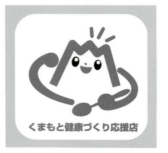

| 環境 | 生産 | 加工・流通 | 消費・調理 | 健康 | 文化 |

「ブルーサークルメニュー」の普及に向けての新たな取り組み

　営業職のサラリーマンなど，普段から外食を頻回に摂取する人たちを対象に，もっと日常的に，そして手軽に「ブルーサークルメニュー」を利用可能とする新たな取り組みとして，「ブルーサークルメニュー社員食堂版」の開発と普及が進められています．これは，熊本県内の企業や団体の社員食堂において，「ブルーサークルメニュー」の認定基準を満たしたメニューを提供し，外食による健康づくりや健康改善の推進を目指したものです．現在，いくつかの企業や団体の社員食堂において，「ブルーサークルメニュー」が提供されています．

　生活習慣病に対応した「ブルーサークルメニュー」を利用することで，健康改善に向けた行動変容を起こし，外食だけではなく，家庭における日々の食事の見直し，さらには生活習慣病の治療や予防につながることが期待されています．

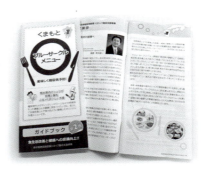

an EXERCISE

【練習問題】「ブルーサークルメニュー」の認定基準で，1食あたりの野菜の量はどのように決められているでしょうか？
　　　　① 90 g 以上　　② 120 g 以上　　③ 150 g 以上

5 観光地での食の取り組み

健やかにすごす

熊本は温泉の宝庫

熊本県は霧島火山帯の一角を占める阿蘇地域を擁し，有名な温泉が数多く存在しています．環境省の統計によると，平成26年3月現在，熊本県の温泉数は1,372ヶ所，湧出量は毎分135.7 kLで，ともに全国第5位を占め，重要な観光資源となっています[1]．

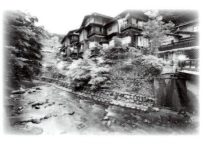

全国的に人気の高い黒川温泉

また，阿蘇地域では草原を活用した農業が広く行われています．貴重な草原性の動植物が保全され，美しい草原・農村景観が維持され，そこに暮らす人々の農耕祭事が息づく伝統文化も多く伝承されています．これらの価値が認められて，2013年に世界農業遺産に認定されました[2]．

温泉で街おこしには何が必要？

熊本県の観光課は「くまもと・ふろモーション課」としても活動しています．その一環として，熊本県立大学と共同で，温泉地の「食」の見直しを行ってきました．温泉施設では，非日常性を演出するために，できるだけ豪華な食事を提供してきました．その結果，とくに，夕食として提供される食事の総エネルギーは1,000 kcalを超え，塩分も10 gを超えることも珍しくありません．

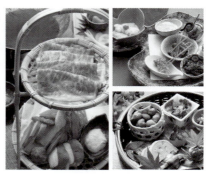

温泉旅館で提供される豪華な夕食！
でも，総摂取カロリーは？

168

| 環境 | 生産 | 加工・流通 | 消費・調理 | 健康 | 文化 |

　全国的に高い人気を得ている黒川温泉では，情緒あふれる景観の保守や入湯手形による湯めぐり促進など，温泉組合全体で街おこしに取り組み，大きな成果を上げてきました．しかしながら，食事については，各旅館独自の取り組みにとどまってい

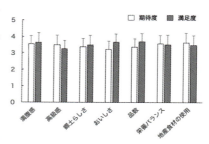

図1　アンケート調査の集計結果

ました．そこで，熊本県立大学では，平成26年度に宿泊客へアンケート調査を行いました．温泉滞在で期待度が高かった項目は，食事，温泉，清潔感などが上位に挙げられましたが，食事の満足度は期待度を若干下回っていました（図1）．今後，日本の社会では高齢化と少子化が進み，人口が減少していくなかで，観光客を確保できる魅力溢れる温泉地域であり続けるためには，「食」と「健康」に焦点をあてた新たな取り組みが求められる結果が得られました．

温泉地で「美肌モンプログラム」

　平成26年度に，熊本県観光課と熊本県立大学環境共生学部食健康科学科が共同で，黒川温泉における「美肌モンプログラム」を開発しました．これは，旅館の食事で，美肌に効果のあるビタミン類（A，E，B_2，C）などを豊富に含み，地産食材，特に地元の野菜を多く使った「美タミン食」を提供するプログラムです（図2）．現状では，この「美タミン食」を実際の食事に導入した旅館は一部に限られていますが，黒川温泉一帯でのヘルシーメニューの提供をめざして，さらにそのことが観光客の新たな誘致につながることを目指して活動しています．

健やかにすごす

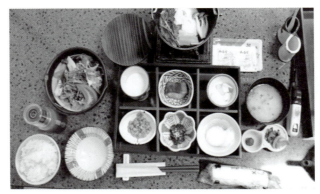

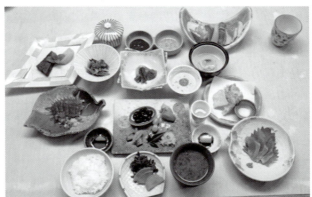

図2 「美肌モンプログラム」で提供される食事の一例．
A旅館で提供される朝食（上）と夕食（下）

表1 A旅館で提供される朝食と夕食の栄養成分

	エネルギー(kcal)	タンパク質エネルギー比(%)	脂質エネルギー比(%)	炭水化物エネルギー比(%)	食塩相当量(g)	ビタミンA(μg)	ビタミンE(mg)	ビタミンB₂(mg)	ビタミンC(mg)
朝食	757	21.7	30.3	47.3	7.8	437	13.4	1.39	104
夕食	1204	22.1	25.5	49.2	10.1	583	14.2	1.06	134
合計	1961	43.8	55.8	96.5	17.9	1020	27.6	2.45	238
1日の摂取目安	2200	9~20	20~25	50~70	9以下	700~2700	6.5~700	1.6以上	100以上

170

| 環境 | 生産 | 加工・流通 | 消費・調理 | 5 健康 | 文化 |

表2 A旅館で提供される朝食と夕食の野菜と果物の使用量

	野菜使用量 (g)		果実使用量 (g)
	緑黄色野菜	その他の野菜	
朝食	91	51	90
夕食	154	73	80
合計	245	124	170
摂取目標	350 g 以上（内，緑黄色野菜は 120g 以上）		160~200

温泉地で「ブルーサークルメニュー」

「美肌モンプログラム」と並行して，黒川温泉への宿泊客の中で，健康意識が高い方，糖尿病や糖尿病予備群などの生活習慣病をお持ちの方，または塩分やエネルギーの過剰摂取が気になる方を対象にして，誰でも安心して外食を楽しめる「ブルーサークルメニュー」の開発を行っています．黒川温泉のほとんどの旅館は，すでに「くまもと健康づくり応援店」の認定要件（参照，第5章コラム，p. 178）を満たしています．阿蘇地域では，内牧温泉や高森地区で「ブルーサークルメニュー」が提供されていますが，全国的に有名な黒川温泉でも「ブルーサークルメニュー」を提供できるようになれば，この活動がさらに拡がっていくと期待されます．

ブルーサークルメニューの詳細については，「5-4 ブルーサークルメニューとは？，p. 164 ～ 167」を参照してください．

an EXERCISE

【練習問題】現在，熊本県観光課は黒川温泉で「○○モンプログラム」を推進しています．○○の中に入る言葉は，以下のうちどれでしょうか？

① 美顔　　　② 美人　　　③ 美肌

6 健康と運動

健やかにすごす

医療費増大と生活習慣病

日本の医療費は，1990年代以降，急速に増加し，国民所得の10%を超える状況になっています（図1）．この背景の1つには，生活習慣病罹患者の増加が挙げられます．熊本県でも人工透析患者数が多く，平均寿命は全都道府県中上位であるにもかかわらず，健康寿命は第21位にとどまっています．生活習慣病は，食事，運動，睡眠などの生活習慣の乱れが大きな原因となって発症する疾患の総称です．ウィルスや細菌による感染症と異なり，個人の心がけで予防できる可能性は少なくありません．高額な医療費は家計だけではなく国家財政も圧迫します．現在，国を挙げて生活習慣病予防の取り組みが始まっていますが，これは国民一人一人の自立した健康的な生活の支援にも，財政の健全化にも繋がります．

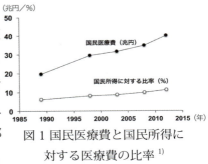

図1 国民医療費と国民所得に対する医療費の比率[1]

生活習慣病の予防に有効な身体活動量

運動には，肥満抑制，血圧の降下，インスリン感受性の増大などの効果があり，医療の現場でも積極的に取り入れられています．様々な証拠から，厚生労働省は「健康づくりのための身体活動基準2013」[2]の中で，18〜64歳の身体活動の基準として，強度3メッツ（1メッツは安静時のエネルギー消費量に相当します）以上の身体活動を1週間あたり23メッツ・時行うこととしています．これは，1日あたりの歩数にすると約6,000歩に相当し，3メッツ・時未満の日常身体活動量に相当する2,000〜4,000歩を合わせた8,000〜10,000歩が，生活習慣病の予防に効果的な身体活動量

| 環境 | 生産 | 加工・流通 | 消費・調理 | 健康 | 文化 |

となります．熊本県の実態はどうでしょうか．厚生労働省の平成 24 年「国民健康・栄養調査結果」の概要 [3] によると，男性は 7,200 歩で 47 都道府県中第 33 位，女性は 6,465 歩で第 37 位で，残念ながら基準を下回っています．

身体活動量を増加させる取り組み

多数の自治体が地域住民の身体活動量増進に苦慮していますが，熊本県も例外ではありません．地方では公共交通機関網の整備が進まず，車に依存する生活状況があります．そこで，県内のユニークな取り組みとして，美里フットパス協会の例を紹介します．フットパスとはイギリス発祥の「森林や田園地帯，古い街並みなど地域に昔からあるありのままの風景を楽しみながら歩く小径」[4] のことで，単なるウォーキングコースとは趣が異なります．里山や田園地帯，古い町並みなど，昔から地域に残る風景を心身で感じ，楽しみながら歩く「ランブリング」を特徴としています [5]．フットパスは地図を購入して個人で楽しむこともできますが，イベントに参加すると，季節の地域行事や体験プログラムが用意されていて，歩くだけではなく地域のおもてなしを楽しむことができます．

フットパスのメリットは，歩くことで身体的な健康を維持増進できるだけではなく，複数のコースを歩くことで，様々な景色に触れ，自然の音を聞き，季節を感じ，地域の人々とも交流できる点にあります．このような体験は「脳」の働きにとって非常に大切な意味を持ちます．「脳」を衰えさせないためには，筋肉と同じで「使うこと」が重要です．四季折々の景色を見て，様々な自然の音や地域の人々の声を聞き，脳に多様な情報を入力します．その入力に応じて適切に会話し，手足を動かし転ばないように歩くために，脳は適切な運動を作り出します．広範な脳部位が同時に活性

化することが期待され，「からだ」の健康のみならず「脳」の健康にも大きなメリットがあります．このフットパスの取り組みは全国的な広がりを見せていて，今後多くのコースが設定されると思われます．コースの増加が参加者の関心を高め，人々を地域に呼び込むきっかけにもなります．人々の健康と地域振興に貢献する取り組みとして広がっていくことでしょう．

運動のレガシー効果

　県民の身体活動への関心を高めるには，知識の提供による啓発が重要です．「運動は健康に良い」という漠然とした言葉ではなく，最新の成果を分かりやすく伝えることが必要です．運動の苦手な人や多忙な人は，運動を始めるきっかけを見つけることが大変難しく，「良い」と分かっていても，その一歩を踏み出せない人は少なくありません．それを解消する1つの手立てとしては，運動を若い頃から習慣づけておくことではないでしょうか．

　若年時の運動習慣がその後の体重増加に与える影響について，興味深い報告があります（図2）．過食で著しく体重が増加するOLETFラットを用いて，その体重増加を抑制するために，生後5〜20週目に食事を制限する群と，回転ケージで自由に運動させる群

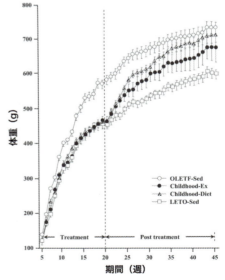

図2　若年時の運動習慣とその後の体重増加．Shindo et al. (2014) を改変[6]

| 環境 | 生産 | 加工・流通 | 消費・調理 | 健康 | 文化 |

に分けて飼育します．21週目以降，食事制限から解放されたラットは体重が急増しました（図2の△）．一方，運動群は21週目以降に運動を中断しても，体重の増加が食事制限群より抑制されていて，その効果は少なくとも45週目まで続きました（図2の●）．

　この研究は，幼少期の継続的な運動が中断されたとしても，青年期以降の体重増加を抑制する可能性を示しています．これを運動のレガシー効果と呼びます．なぜ，運動を中断しても幼少期の運動の効果が続くのでしょうか，食育や体育に携わる人には大変興味深い情報です．

運動と心の健康

　前述のフットパスの取り組みで述べましたが，運動（身体活動）は，「からだ」のみならず「脳」の健康にも有益です．脳の神経細胞は一度損傷すると再生しないというのが生理学の常識でしたが，記憶形成に必須な海馬では，日々数千〜1万個の新しい神経細胞が生まれることがわかってきました．しかも，これは継続的な有酸素性の運動で活性化されます[7]．しかし，骨折してギプスを巻くと筋量が減るように，「脳」も使われないと神経細胞が死んでしまいます．「あたま」を使うことは脳の機能を維持する上で重要なのです[8]．人類は誕生して以来，過酷な環境変化に対応するため，身体能力を磨き，脳を進化させてきました．動くための「からだ」があり，からだを使うために「脳」があります．「脳」が「からだ」を使って環境にはたらきかけます．望ましい結果が得られると「嬉しい」し，そうでなければ「悔しい」と感じます．「こころ」は「からだ」を使い，環境や人にはたらきかけて初めて生じるのではないでしょうか．身体活動によってからだと脳を鍛えることが，健やかな「こころ」を生む源になります．身体活動の意義は，まさにそこにあります．

175

健やかにすごす

7 熊本県の今後の取り組みについて

　熊本県では，近年，人口が減少していると同時に，高齢化が急速に進んでいます．また，熊本市を中心に都市部へ働き盛り期の人達の転入が集中する一方，山間部の地域では高齢者の割合が高くなる現象が起きています．このような急速な社会構造の変化に対応して，健康維持のための施策を効果的に行っていく必要がありますが，実際には，その変化について行くことができていません．

　「第5章 1. 熊本県民の健康と食事の関係，p. 148」に示すように，熊本県は長寿県ではありますが，健康寿命が特別長いわけではありません．そこで，これから健康寿命をさらに伸ばしていくためには，どのような生活習慣が健康寿命を制限する要因となっているかを調査し，対策を打つ必要があります．また，熊本県では肥満者が多いという課題もあります．肥満は様々な疾患の発症に関係することは明らかであるため，この肥満者にどのように対処していくのかも，喫緊の課題の1つとして挙げられます．

　現在，熊本県では5年毎に県民健康・栄養調査が実施されています[1]．この調査結果をもとに，熊本県民の健康状態を把握するシステムが構築されつつあります．このシステムができあがれば，科学的根拠に基づいて，県民の健康と栄養の特徴を評価できるようになります．また，どのような食生活や生活習慣が健康状態に影響しているか，その健康状態に影響している要因に優先順位を付け，さらに数値化することで，事業や施策がうまく進んでいるかを客観的な指標で評価し，成果の見える施策の立案を進めて行くことができます．

　熊本県では，県民の野菜摂取量が，摂取目標量（1日あたり350 g）に100 gも達していないことがわかっています．この状況を鑑み，「あと一皿（100 g）野菜を食べましょう！」を統一テーマに，食育の取り組みを推進

| 環境 | 生産 | 加工・流通 | 消費・調理 | 5 健康 | 文化 |

しています．平成26年度と平成27年度には，熊本県健康づくり推進課，保健所や管理栄養士養成校が主体となり，事業所等の社員食堂の場を活用して，働き盛り期の県民の健康づくりを支援する取り組みを行ってきました．

熊本県と熊本市では，住民の健康づくりを支援するために飲食店や総菜店等を利用される方に，料理の栄養成分の表示や健康に配慮したメニューの提供等を行う「熊本健康づくり応援店」と「健康づくりできます店」の登録を行い，熊本県民・熊本市民の健康増進を推進するための環境整備を展開しています．私たちが毎日食べる食事は個人の好き嫌いといった嗜好のみでなく，食事を提供する場所などの食環境によっても影響を受けることが知られています．世帯構造の変化により，家庭で家事にかける1日の時間が短縮され，中食や外食で食事をすませる世帯も少なくありません．また，流通の整備とともに食事の選択肢も増加しましたが，県民をより良い健康行動へと導くためには，さらなる食環境の整備が必要です．

熊本県では，上述のように，健康的な生活を過ごすことができる環境づくりに取り組んでいます．しかし，私たちが健康で豊かに過ごしていくためにもっとも重要なことは，一人一人が食事や運動などの生活習慣に対する意識を高めていくことです．健康づくりはいつでもできますが，多くの人は病気になってから健康の大切さを噛みしめます．今からでも健康に意識を向けて，健康寿命の長い熊本県を一緒にめざしませんか？

an EXERCISE

【練習問題】熊本県民に不足している一日あたりの野菜の摂取量はいくらでしょうか？

　　　　　① 50 g　　　② 100 g　　　③ 150 g

Column

くまもと健康づくり応援店

熊本県では，県民の健康づくりを支援するため，飲食店や惣菜店等を利用して外食をされる方に対して，料理の栄養成分表示や健康に配慮したメニューを提供する飲食店を，「くまもと健康づくり応援店」として指定しています．

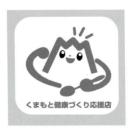

「くまもと健康づくり応援店」に認定されるためには，次の9つの要件の中から1つ以上を満たす必要があります．

1) 栄養成分表示（エネルギー量などを表示）
2) 野菜もりもりメニューの提供（1食あたりの野菜使用量が120g以上の料理）
3) ヘルシーオーダーへの対応（ごはんの量が調整できる，ノンオイルドレッシングが選択できる，減塩しょうゆがあるなど）
4) 地産地消（熊本の農林水産物を食材として活用）
5) 「食事バランスガイド」の表示
6) 禁煙の推進（室内を完全禁煙）
7) ブルーサークルメニューの提供
8) バランスメニューの提供（「食事バランスガイド」を活用した栄養バランスのとれたメニュー）
9) くまもと減塩美食メニューの提供（1食あたりの食塩相当量が3.0g未満のメニュー）

認定された店舗については，くまもと健康づくり応援店ガイドブックに掲載されています．

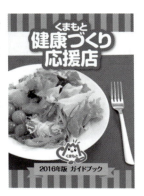

| 環境 | 生産 | 加工・流通 | 消費・調理 | 健康 | 文化 |

第 6 章　豊かにすごす

食は単なる栄養摂取の手段ではなく，心を豊かにします．
文化の大切な一部でもあり，私たちの暮らしを形づくっ
ています．

豊かにすごす

1 つくる くまもとの伝統的な野菜

在来野菜

　在来野菜とは，限られた地域の中で伝統的に栽培されてきた野菜で，地方野菜，伝統野菜とも呼ばれます．例えば，大根は，中国，朝鮮半島を経て日本へ伝播し，練馬大根や守口大根などの在来野菜が誕生しました．煮物や大根おろし，漬物，切り干し大根など，それぞれの調理・加工に合った種類の大根が沢山生まれました．ある地域に在来野菜が生まれるには，独特の地形と気候風土（自然），食へのこだわり（食），農作業の工夫と継承（農）の連携が必要です．

　在来野菜は，地域の自然や資源を巧みに利用して栽培・継承されてきました．しかし，消費者の食嗜好の変化，生産者の高齢化，生産・経済効率の重視などの理由から，生産効率が優れた F_1 品種＊が普及し，在来野菜は徐々に姿を消しました．今後，在来野菜を利用し，保存していくためには，在来野菜の正しい知識や魅力を伝え，消費者に合った調理方法や加工方法，販売方法の提案が必要です．一度なくした遺伝的資源は，二度と蘇りません[1]．

＊ F_1 品種[2]：異なる系統や品種の親を交配して得られる作物や家畜の優良品種のこと．1代目の雑種の子は，大きさ，耐性，収量，多産性などで，両親のいずれをもしのぐことがあり，20世紀初頭，米国でトウモロコシにおいて初めて開発され，生産量は増大した．現在の日本のほとんどの市販野菜は F_1 品種．

熊本市の「ひご野菜」開発事業

　「ひご野菜」とは，次の4つの条件を満たす野菜です[3]．

　（1）熊本で古くから栽培されてきたもの

　（2）熊本の風土に合っているもの，（3）熊本の食文化にかかわるもの

　（4）熊本の地名・歴史にちなむもの

| 環境 | 生産 | 加工・流通 | 消費・調理 | 健康 | 文化 6 |

　熊本市では，「ひご野菜」として次の15品目を指定しています[4]．

「熊本京菜」，「水前寺もやし」，「熊本長にんじん」，「ひともじ」，「ずいき」，「れんこん」，「水前寺菜」，「春日ぼうぶら」，「芋の芽」，「熊本赤なす」，「熊本ねぎ」，「水前寺せり」，「熊本いんげん」，「熊本黒皮かぼちゃ」，「水前寺のり」

　これらの中には，あまり名前が知られていないものや，生産量が少なく，ほとんど店頭に並ばないものがあります．これらの野菜が安定して生産され，熊本県の内外に広く知ってもらうために，家庭向けや業務向けの料理の研究やレシピの開発が取り組まれています．ここでは，5品目のひご野菜について，熊本市のホームページより紹介します[5,6]．

*ひご野菜（春日ぼうぶら，芋の芽，ずいき）の写真：熊本市提供

「春日ぼうぶら」

ウリ科，旬：8〜11月

販売期間：7月〜12月

・主な産地：春日，中島

・料理例：スープ，煮付け，スイーツなど

・来歴：不詳（原産地：中国）

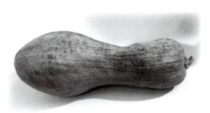

　民謡おてもやんに登場するほど市民との文化的なかかわりを持った野菜です．長さは30 cmを超え，ヘチマのような外観と，あっさりとした味が特徴です．

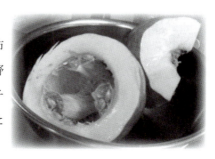

豊かにすごす

「芋の芽」

サトイモ科，旬：12〜1月

販売期間：11月〜4月

- 主な産地：菊陽
- 料理例：胡麻和え，味噌汁，とろとろ汁
- 来歴：紀元前2世紀に渡来(原産地：インドから中国南部)

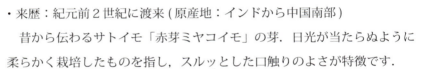

昔から伝わるサトイモ「赤芽ミヤコイモ」の芽．日光が当たらぬように柔らかく栽培したものを指し，スルッとした口触りのよさが特徴です．

「れんこん」

スイレン科，旬：6月，9月，販売期間：5月〜3月(ハウス栽培)，露地は9〜3月

- 主な産地：城南，中島
- 料理例：辛子レンコン，ひこずり，てんぷら，はさみ揚げなど多彩
- 来歴：食用は10世紀から
  （原産地：縄文時代以前自生）

郷土料理「辛子レンコン」に代表される，初代肥後藩主細川忠利公にまつわる野菜です．切り口が細川家の九曜の紋に似ており，「先が見通せる」ということで縁起物とされています．

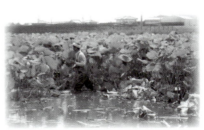
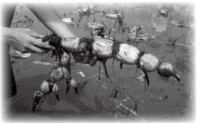

レンコン畑（上）と堀り出された
レンコン（下）

| 環境 | 生産 | 加工・流通 | 消費・調理 | 健康 | 文化 |

「ずいき」

サトイモ科,旬：8〜9月

販売期間：8月〜11月

- 主な産地：健軍,御幸,飽田
- 料理例：煮物,煮しめ,酢の物,漬物,干しズイキ
- 来歴：室町時代以前に渡来(原産地：インド東部〜インドシナ半島)

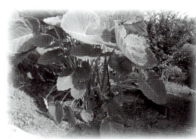

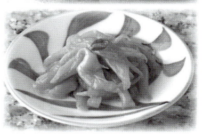

細川藩が将軍家に献上したり,加藤清正が保存食としてろう城に備えたといわれています.

ビタミンB類,カルシウム,鉄,カリウム,マグネシウム,亜鉛,銅,食物繊維などを豊富に含み,慢性的な便秘や高血圧,出産後の体力回復に効果があると言われています.

「熊本長にんじん」

セリ科,旬：12月,販売期間：12月下旬〜3月上旬
- 主な産地：城山
- 料理例：熊本の正月の御節料理,雑煮
- 来歴：江戸時代初期に渡来（原産地：アフガニスタン）

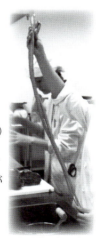

太さ1.5〜2.5 cm,長さは1.2 mほどにもなります.まるで赤いゴボウのようなニンジンで,個性的な外観が全国でも珍しい縁起物の正月野菜です.

豊かにすごす

2 楽しむ　くまもとは生菓子

　食べることは単に栄養を摂るためだけでなく，日々の生活の中で精神を豊かにしてくれるものです．飲み物だとお酒が最初に挙がるように思いますが，食べ物の代表格といえば，やはりお菓子を挙げる人が多いのではないでしょうか．一口にお菓子といっても様々な種類がありますが，熊本の人はどのようなお菓子を好んで食べているのでしょうか．あるいは，俗に『酒飲みは甘いものを食べない』と言ったりもするように，20歳以上人口1人あたりの焼酎消費量が全国でもトップ5に入っている熊本ですから[1]，そこに住む人たちはお菓子をあまり食べないのでしょうか．

菓子の分類

　全国菓子工業組合連合会のホームページ[2]では，歴史的な背景（和菓子・洋菓子）や保存性（生菓子，半生菓子，干菓子）などの観点から，以下のように菓子を分類しています（表1）．

表1　お菓子の分類

和菓子	生菓子	もちもの，蒸し物，焼きもの，流しもの，練りもの，揚げもの
	半生菓子	あんもの，おかもの，焼きもの，流しもの，練りもの，砂糖漬けもの
	干菓子	打ちもの，押しもの，掛けもの，焼きもの，あめもの，揚げもの，豆菓子，米菓
洋菓子	生菓子	スポンジケーキ類，バターケーキ類，シュー菓子類，発酵菓子類，フィユタージュ類，タルト・タルトレット類，ワッフル類，シュトルーゼ類，料理菓子類
	半生菓子	スポンジケーキ類・バターケーキ類・発酵菓子類・タルト・タルロレット類の一部，砂糖漬類
	干菓子	キャンデー類，チョコレート類，チューインガム類，ビスケット類，スナック類

| 環境 | 生産 | 加工・流通 | 消費・調理 | 健康 | 文化 |

お菓子にいくら使うか？

　この分類を参考にしつつ，総務省の平成27年発表の「家計調査」[3]（平成24年〜26年の平均値）から得られた世帯（2人以上）あたり年間にお菓子に費やす金額について，全国主要51都市のデータを比較してみると，トップは金沢市の99,255円で，全国平均値は78,951円でした．熊本市は下から9番目の第43位，年間74,985円を費やしていました．九州の各都市も軒並みランキング下位にあります（大分市：第27位，鹿児島市：第28位，佐賀市：第42位，福岡市：第44位，長崎市：第45位，北九州市：第48位，宮崎市：第50位）．そもそも，九州地方全般に，お菓子をそれほど多く食べる地域ではないということがわかります．

　一方，熊本市民の面白い嗜好も読み取れます．熊本市民は「お菓子を食べるのであれば生菓子」という傾向が強く，「全国でも有数の生菓子好き」のようです．生菓子に費やす金額では，熊本市は「まんじゅう」に費やす金額が第10位に（表2），「他の和生菓子（ようかん，まんじゅうを除く和生菓子）」も第8位にランクインしています（表3）．

表2「まんじゅう」にお金を使う上位10都市（1世帯あたりの年間額）

順位	都　市	金額（円）
1	山口市	2,504
2	鳥取市	2,489
3	金沢市	2,246
4	鹿児島市	2,194
5	広島市	2,151
6	高松市	2,088
7	高知市	2,071
8	岡山市	2,031
9	名古屋市	2,015
10	**熊本市**	**1,915**

表3「他の和生菓子」にお金を使う上位10都市（1世帯あたりの年間額）

順位	都　市	金額（円）
1	金沢市	15,325
2	岐阜市	13,179
3	仙台市	12,458
4	京都市	12,406
5	山形市	12,388
6	山口市	11,901
7	奈良市	11,348
8	**熊本市**	**11,293**
9	津市	11,105
10	静岡市	11,030

洋生菓子についても興味深い結果が見られます．「ケーキ」のランキングでは，熊本市は全国主要51都市中でなんと第3位に位置していました（表4）．金沢市は全国で「菓子類」をもっとも買う市で，東京にはおしゃれな洋菓子店がたくさんあります．それに続くのが熊本市であることは驚きです．「ケーキ」以外の洋生菓子では，「ゼリー」が第14位であることを除くと，「カステラ」が第42位，「プリン」が第48位，ケーキなどを除いた「他の洋生菓子」では熊本市は51都市中第45位でした．熊本市では，洋生菓子の中で圧倒的にケーキが好まれています．

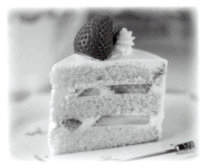

表4「ケーキ」にお金を使う上位10都市（1世帯あたりの年間額）

順位	都 市	金額（円）
1	金沢市	8,583
2	東京都区部	7,914
3	**熊本市**	**7,882**
4	宇都宮市	7,849
5	山形市	7,835
6	水戸市	7,808
7	福岡市	7,677
8	大分市	7,551
9	川崎市	7,444
10	京都市	7,369

生菓子製造業者の数

前述のように，熊本市では，「菓子類」全般ではそれほどお金を使っていないのですが，和生菓子になると，全国主要51都市の中でトップ10に，洋生菓子のケーキではトップ3に入っています．この調査結果は，熊本市民がいかにお菓子の中でも生菓子を好んで食べているかということを示しています．熊本県に他の地域から来ると，お菓子屋さん（とりわけケーキ屋さん）が多いという印象を持つ人がいるようですが，この印象はどう

| 環境 | 生産 | 加工・流通 | 消費・調理 | 健康 | 文化 |

やら統計的にも正しいようです．

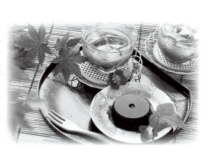

　総務省の「平成24年度経済センサス」4)を見ると，熊本県に「生菓子製造業」は94事業所あるとされています．隣の福岡県は121事業所です．事業所数だけを考えると福岡県の方が多いのですが，人口を考えてみてください．熊本県が182万人に対して，福岡県はその3倍近くの505万人（2012年度末現在）です．県民1人あたりで考えると，熊本県の方が約2倍生菓子製造業者の数が多いことになります．この「生菓子製造業」の事業所数の多さを考えると，家計調査が行われた熊本市民のみならず，熊本県民が全体的に『全国でも有数の生菓子好き』であるということがうかがわれます．

　最後に，お菓子について，もう1つ気になるデータがあります．前述の

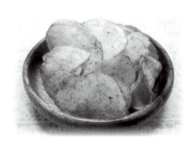

総務省平成27年発表の「家計調査」で，「スナック菓子」のランキングが熊本市は第8位となっています．日々の生活の中で精神を豊かにしてくれるお菓子ですが，食べ過ぎは健康を害するので注意しましょう．

an EXERCISE

【練習問題】生菓子好きな熊本市民ですが，特にお金を使うのは次のどの菓子でしょうか？

　　　　① カステラ　　　② プリン　　　③ ケーキ

豊かにすごす

3 楽しむ 日本型食生活

和食の文化

　世界的な和食ブームの中，平成25年12月，アゼルバイジャン共和国のバクーで開催されたユネスコ無形文化遺産保護条約の委員会において，日本から提案した「和食；日本人の伝統的な食文化」の登録が決定されました[1]．単に和食の料理だけが取り上げられたわけではなく，「和食」は日本人の「自然を尊重し大切に守る」という心が育んできた大切な食文化であるということが認められた結果です．

　日本の国土は南北に長く，海，山，里と表情豊かな自然が広がっているため，各地で地域に根差した多様な食材が用いられています．また，素材の味わいを活かす調理技術・調理道具が発達してきました．食事の場で自然の美しさや四季の移ろいを表現することも特徴の1つです．季節の花や葉などで料理を飾りつけたり，季節に合った調度品や器を利用したりして，季節感を楽しむ文化があります．

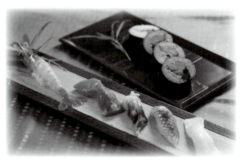

日本型食生活とは

　日本の食文化は年中行事とも密接に関わって育まれてきました（表1）．また，日常的な生活や状態をさす"ケ（褻）"の日の食事に対して，改まった特別の日あるいはめでたい日のことをさす"ハレ（晴れ）"の日の食事は，祭りや信仰・儀礼などの際に食べ，"ケ"の日の料理に比べ豪華で特別な料理が中心となります（図1）[2]．

| 環境 | 生産 | 加工・流通 | 消費・調理 | 健康 | 文化 |

表1 年中行事と日本食の関係

月　日	行　事	関連する食物や料理
1月1日	正月	おせち（お節句）料理，雑煮，お屠蘇（とそ）
1月7日	人日	七草がゆ
1月11日	鏡開き	おしるこ
1月15日	小正月	小豆粥，赤飯
2月3日	節分	福豆，恵方巻き，イワシ
2月4日	初午	いなり寿司
3月3日	上巳の節句	桃の節句とも．ちらし寿司，蛤吸い物，白酒，ひなあられ，菱餅
3月21日	春分	ぼた餅
4月8日	花祭り	甘茶
5月5日	端午の節句	柏餅，ちまき
7月7日	七夕	そうめん
7月13〜15日	うら盆	野菜，果物，精進料理，白玉団子，そうめん
8月15日	お盆	野菜，果物，精進料理，白玉団子，そうめん
8月15日	月見	栗，芋，きぬかつぎ，ぶどう，柿，枝豆，月見団子
9月9日	重陽の節句	栗ご飯，菊酒
9月23日	秋分	おはぎ
11月15日	七五三	千歳飴
11月22日（31日）	冬至	かぼちゃ，小豆粥
12月31日	大みそか	年越しそば

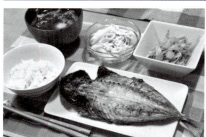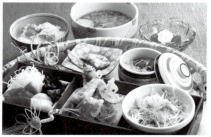

図1 "ケ（褻）"の日の食事と非日常的な"ハレ（晴れ）"の日の食事

豊かにすごす

　このように自然の恵みである「食」を分け合い，食の時間を共にすることで，家族や地域の絆を深めるという機会も得てきました．郷土料理の形成もそのような日本の食文化を反映し，それぞれの地域の生活環境の中から育まれてきた家庭料理であり，時代を超えて伝承されてきたものです．また，和食の一汁三菜を基本とする食事スタイルは理想的な栄養バランスと言われています．「日本型食生活」は，1983（昭和58）年に農林水産省より提唱された食事スタイルであり，伝統的な日本の食事に肉類や果実などがほどよく加わり，健康的でバランスのとれた食生活をさします．

日本型食生活の特徴

1. ごはんを中心に，魚，肉，牛乳・乳製品，野菜，海藻，豆類，果物，茶など多様な副食などを組み合わせた食生活で，一食，一日単位ではなく，数日から一週間の中で組み立てることができます．
2. 日本の気候風土に適した多様性のある食として，日本の各地域で生産される豊かな食材を用い，健康的で栄養バランスにも優れています．
3. 「日本型食生活」の要素は，ごはんと汁にバラエティのあるおかずを組み合わせた「和食」の基本形と言うべきものです．ごはんには麦や雑穀を加えてもよいし，汁にも様々な具を使うことができます．おかずは肉，野菜，乳製品など様々なものを取り入れることができます．
4. ごはんと組み合わせる主菜，副菜などは，家庭での調理のみを前提とせず，中食，冷凍食品，レトルト食品，合わせ調味料などの活用や外食との組み合わせもできます．

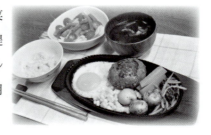

190

| 環境 | 生産 | 加工・流通 | 消費・調理 | 健康 | 文化 |

日本型食生活の実践を

「日本型食生活」で最も評価されているのは，3大栄養素のバランスが良いことです．炭水化物（糖質）55 ～ 60%，たんぱく質 15 ～ 20%，脂質 20 ～ 25% で，アメリカのフードガイドや 2005 年厚生労働省・農林水産省が公表した「食事バランスガイド」もほぼ同じになっています．

農林水産省が，20 歳以上の男女約 3 千人に，食生活や食料消費の実態を把握するために行ったアンケート調査によると，(ア) 日常的な欠食，(イ) ごはん食の頻度が低い，(ウ) 外食，中食，冷凍・レトルト食品，缶詰，インスタント食品の夕食が多い，(エ) 調理ができないの 4 つの食習慣について，該当する項目が多いほど，主食・主菜・副菜をそろえて食べる「日本型食生活」の実践度が低くなっています．最近の日本人の食事は，お米の消費量が年々減少する一方で，脂質の消費が増加し栄養バランスの乱れが見られ，肥満・糖尿病などの生活習慣病の増加が問題になっています[3]．あらためて「日本型食生活」の実践を進めることは，食料自給率の向上や，各地で育まれてきた貴重な食文化である「和食」の継承につながる[4]ことが期待されます．

an EXERCISE

【練習問題】「日本型食生活」の栄養的な特徴を説明しているのはどれでしょうか？

① 5 大栄養素のバランスがよく，特に日本人に不足がちなカルシウムが多い．

② 3 大栄養素のバランスが炭水化物 55 ～ 60 %，たんぱく質 15 ～ 20 %，脂質 20 ～ 25 % である．

③ 第 6 の栄養素とも言われている食物繊維が十分にとれる．

豊かにすごす

4 伝える　農村の文化と景観

農村文化とは

　農村社会に特有な，あるいは多くみられる行動や生活の様式を指します．例えば，農村に継承されてきた伝統的なお祭りは，地域の農作業や伝統食などと深く関わっており，まさに農村文化といえるものです．その他，営農に必要な水利システム，採草地などの共同利用の仕方，地域特有の家屋形態，コミュニティのあり方，伝統野菜の栽培やそれを使う料理など，様々なものがあります．

I. 農村文化をかたちづくる農作業と集落の行事

　集落には1年を通して様々な行事があります．神に豊作を祈り，農作業の中で休息を取って楽しみ，四季の変化に従い，生活にリズムを作っています．例えば，かつて田植えは集落総出で行い，その後には田の神に豊作を祈願し，サナボリ祝いをし

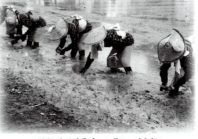

野原八幡宮の御田植祭
写真提供：荒尾市教育委員会

て住民同士ねぎらい合い，農作業と休息のバランスを取っていました．このような農作業と集落の行事は，地域による違いがあるものの，苗代ができると田の神にお神酒をあげ，田植えが終わると田の神に豊作を祈願し，干ばつが続くと雨の神に雨乞いをし，風の神には風鎮（かざどめ）を祈願し，夏の川祭りでは水神を祀り，収穫すると作神にお初穂をあげてお礼をするなど，密接な関係をもって行われてきました[1]．

御願立ての御札が祀られている田（撮影：菊池市赤星）

| 環境 | 生産 | 加工・流通 | 消費・調理 | 健康 | 文化 | 6 |

II. 集落の行事を支えるコミュニティ

　集落の行事は様々な組織によって支えられています．熊本民謡の「おてもやん」では，「村役 鳶役 肝煎りどん あん人たちのおらすけんで あとはどうなときゃあなろたい」と歌われています．この村役は集落の代表である総代や，様々な行事の世話役である年行司を指し，鳶役は現在の消防団，肝煎りどんとは村役と同様な集落の世話役を指します．その他にも，神社や地蔵堂などのお祭りを世話する宮総代や，水路の維持管理を世話する井手総代などがいます．集落にはこのような人達がいるので，後はうまくとりなしてくれるだろうと歌われていますが，集落の様子がよく分かる歌詞となっています．

III. 集落の共同作業

　上述の集落の世話人達を中心として，その年に使う薪の確保や共有林の手入れを行う「山いき」があったり，稲作が機械化される以前は総出で田植えや稲刈りが行われ，茅葺きや藁葺きの屋根は屋根替えを相互で行っていました．このような共同作業は，労働の効率化を図るというより，労働を出し合う相互扶助から生まれたものといえます．また，集落内の公道や農道の修理を行う道普請や，井手を修理する井手普請，集落内の道や井手の掃除などは，集落に住むものの義務として行われるものです．地域によって，ニンジク，クヤク，ブヤク，ブエキなど，様々な呼び方があります．

IV. 農村文化の今後

　機械化によって農作業を共同でしなくなったことや，ライフスタイルの変化，非農家との混住が進んだこと，高齢化，人口減少などによって，様々な集落の伝統行事や共同作業は簡略化されたり，行われなくなったりして

豊かにすごす

いることが多いのも現実です．これらは，その地域に特有な農村文化そのものであり，どのように地域で維持し，次世代へと継承していくかが課題となっています．

文化的景観とは

　文化的景観とは，2005（平成17）年の文化財保護法の改正で設けられた文化財の新しい類型です．この法律で，「地域における人々の生活又は生業及び当該地域の風土により形成された景観地で我が国民の生活又は生業の理解のため欠くことのできないもの」と定義されています．例えば，棚田，スギやヒノキの人工林，ノリの養殖場などの景観で，全国各地で見られるものです．比較的新しいものから長い歴史を持つものまで，生業と直結する農山漁村だけでなく，都市も含めた様々な対象が想定されています．どうして，どこにでもあり，当たり前に存在しているものを文化的景観として保護するのでしょうか．それを理解するためには，「文化的」と「景観」について，それぞれの概念を正しく理解する必要があります．

I. 景観とは

　一般的には「景色」や「眺め」と解されることが多いのですが，実際には多様な意味を含み，この曖昧さが景観の特徴といえます．2004（平成16）年に制定された景観法では，「景観とは何か」は定義されていません．その概念を端的に表現すると，「同時に存在して，互いに関連しあっている，異なった種類のものをワンセットにしてとらえること」[2]ということができます．ある建物だけを取り上げて建物の景観と呼んでも意味はありません．隣の建物や道，庭木，農地，背景の山などとの関係をワンセットとして捉えて，初めて景観といえるのです．

| 環境 | 生産 | 加工・流通 | 消費・調理 | 健康 | 文化 |

II. 文化的とは

　文化的景観の文化的とは，景観を単に目にみえる現象だけではなく，その背後にある目に見えないもの，例えば，農業などの人間の営み，それを支えるコミュニティ，農業とともに続いてきたお祭りや習慣なども合わせてとらえるものです．世界遺産条約第1条では，「自然と人間の共同作品」と説明されています．例えば，棚田の景観は，棚田の石垣，そこに植えられた稲，隣接する集落，背景の山などの要素が一体となった景観ととらえることができます．その景観は，その土地の気候や風土に合った農業の営み，先人が積み上げてきた石垣の技術，限られた水を平等に行き渡らせる水利のしくみ，毎年，豊作を祈願して行われる祭りなどがあって成り立っているものです．文化的景観とは，表面的な「景色」や「眺め」としてだけを捉えるのではなく，その背後にある目に見えないもの，そのしくみを含めて理解してこそ，その価値が見えてきます．

III. 熊本の文化的景観

　代表例として，世界農業遺産に登録されている「阿蘇の草原の維持と持続的農業」や，国の重要文化的景観に選定されている上益城郡山都町の「通潤用水と白糸台地の棚田景観」が挙げられます．阿蘇地域では，千年以上続く「野焼き」などの伝統的な草原の管理方法により，木が生い茂るのを防ぎながら，あか牛の飼育に必要な草資源を確保するなど持続的な農業の営みによって雄大な自然景観が維持されてきました．

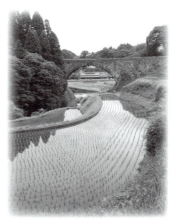

通潤橋と通潤用水で灌漑されている棚田

豊かにすごす

　また，阿蘇神社を中心に営まれる祭事は，神話に基づく神々への祈りをささげるものであり，年間を通じて行われる様々な祭事は，豊作を願い，実りへの感謝を捧げるものであり，農業との強い結びつきが表れています．草原の持続的な活用を通じて，伝統的な農業や農法，農村文化を受け継ぎながら，独特の生物多様性が保全されています[3]．

　国指定重要文化財である通潤橋を含む通潤用水は，江戸末期，費用や労働力，技術をすべて地域の人々が担って建設されたものです．この施設を利用して，建設当初からの伝統的な管理形態によって，棚田が現在に至るまで維持されてきました．これらはまさに熊本を代表する文化的景観と言えます．この他にも，加藤清正が整備したと伝えられる数多くの井手と水田，急峻な斜面地に開かれた柑橘類などの段々畑，干拓地の広大な景観などや，手入れの行き届いたスギ林，干潟でのノリ養殖の景観も熊本らしい文化的景観と言えます．どこにでもある何気ない農業や景観も，伝統的な水利のしくみやお祭りとともにあるはずで，それらはすべて文化的景観といえます．

IV. 次世代への継承

　文化的景観は，日々の生活に根ざした身近な景観であるため，日頃その価値にはなかなか気付きにくいものです．2015（平成27）年10月現在，全国で50件の重要文化的景観が文化財保護法に基づき選定されています．この文化的景観を保護する制度が設けられたことによって，その文化的な価値が正しく評価され，今後，国民全体へ広く周知されていくことが期待されます．さらに，文化的景観は表面的な「景色」や「眺め」を保護すればよいというものではありません．文化的景観を形づくっている農業などの人間の営み，それを支えるコミュニティ，地域の生業とともに続いてきているお祭りや習慣などが継承されて初めて意味があります．守ることよ

| 環境 | 生産 | 加工・流通 | 消費・調理 | 健康 | 文化 6 |

りも使い続けることが重要であり，後継者を育成することも重要なことです．さらに，まちづくりの一環として，子供達の学びの場としての活用などを通じて，次世代へ継承していこうとしている地域も数多くあり，そのような取り組みが様々な地域へ広がることが期待されます[4]．

　熊本県立大学では，このような県内の地域で続けられてきた営みを体験し，その維持を理解するための実習を行っています．下の写真は阿蘇地域の輪地切りの体験実習の光景です．草原と森林などの境にある草を幅6～10 m 刈り払い，後日，枯れた草を焼いて防火線を完成させます．

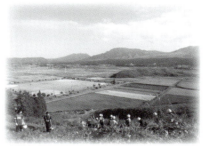

＊この節は，そのほか，垣内（2012）[5]，金田（2012）[6]，文化庁文化財部記念物課（2005）[7] を参考に執筆しました．

an EXERCISE

【練習問題】文化的景観の説明として誤っているものはどれでしょうか？

① 文化的景観とは歴史を通じて形づくられた人々の生活と生業を物語るもので，家屋など建造物や田畑，樹木，河川などの風景の総体である．
② 文化的景観とは我が国の生業の理解のため欠くことのできないものを対象としており，どこにでもあるような何気ない農業景観は文化的景観とはいえない．
③ 文化的景観を保護していくためには，農業などの人間の営み，それを支えるコミュニティ，地域のお祭りや習慣などが継承されていることが重要である．

5 伝える 食文化を守る・育む

変化する日本の食文化

　食文化はさまざまな要因で変化していきます．なかでも，保存と流通の変化による影響は少なくありません．低温で食材を保存する技術と交通網の整備は，食材を新鮮な状態で遠くまで運ぶことを可能にし，生の野菜・魚・肉類が日々の食卓に上がることは普通のことになりました．また，テレビのグルメ番組の隆盛やインターネットの普及は，「食」に対する知識に大きな変化を与えています．従来，異文化の食材は人間の往来によって伝えられ，新しい食文化が定着するには時間がかかり，その間に移入先の文化の影響を受けて変化するのが普通でした．カレーライス，オムライス，ラーメンなどの食べ物は，異文化の香りを残しながら時間をかけて日本化し，日本の食を代表する料理になっています．

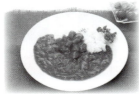
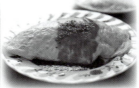
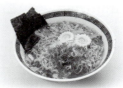

　ところが，現在では，世界各地の美味しそうな，あるいは変わった食べ物が写真や動画で紹介され，作り方もわかります．作ろうと思えば，食材もたいていは入手できます．新しい味に対する抵抗感も減りつつあります．

　食べることは日々の楽しみであり，新しい味に出会うことは，戸惑いであるとともに喜びを伴った驚きでもあります．日本料理の歴史は，伝統の味を完成させるための努力の連続であると同時に，新しい味や驚き，楽しみを発見する試行錯誤の歴史でもあります[1,2]．このような食文化を背景に，多様な日常の食べ物が生まれてきました．ところが，現在はそのスピードがあまりにも速く，新しい食べ物が伝統的な食文化に融合する間もなく日

| 環境 | 生産 | 加工・流通 | 消費・調理 | 健康 | 文化 |

常生活に入ってきています．人間の食べる量には限界があるので，その分，伝統的な食べ物を食べる機会が減ることになっているでしょう．調理に手間がかかる食材は，食べることへの強い思い入れがなければ，日常の食卓から消えて，その調理法や伝統食も地域の人々の記憶から消えることになるでしょう．しかし，どうやら，新しい伝承の場が見つかってきたようです．

新たな伝承の場

現代日本の食文化の特徴の1つに，「多様性」が挙げられます．世界各地の食文化に街のレストランで触れられるだけでなく，家庭の食卓に，中華料理や韓国料理，タイ料理やイタリア料理の要素が混ざっていることは，今や珍しいことではありません[3]．一方，日本的な献立の柱となる「白飯，汁物，漬物，主菜」という構成や食材は，今なお食事の基本形として維持されています．特に近年，「日本食は健康的」というイメージが広まり，理想化された日本食は日常の食卓を支える枠として働いています．

この多様性の高い日本の家庭料理を若い世代が学ぶのは家庭だけではありません．学校の「家庭科」の時間，テレビの料理番組や料理雑誌，料理本も大事な情報源です．家庭での「お手伝い」は料理の入り口となっているでしょうが，多くの子供たちにとって学校の家庭科の授業は料理の基本を学び，作る体験の場になっています．ただ，最近では，料理をしようと思ったときに頼りになるのは，食材の分量，調理の手順のみならず，基礎的な技術から丁寧に記載されている料理本や，インターネットの情報です．特に，動画サイトでは，野菜の切り方，注意すべき点などを丁寧に解説した番組がいくつもあります．試しに，梅酒，梅干し，たくあん漬け，ぬか漬けの作り方を検索してみると，1,000件を超えるレシピが見つかり

豊かにすごす

ました．成人になるまで伝統食について何も学ばなかったとしても，このようなメディアを通じて，「身体によい食べ物」の作り方を知り，実践することが可能になっています．また，伝統的な料理を身近にして育った人も，すべての料理法を知っているわけではありません．それぞれの地域の料理でも，我が家では作らなかったという家庭もあるはずです．インターネットの料理紹介サイトは，伝承の一助となっているのは確かです．

「健康に良いのであれば伝統的な料理を家庭の食卓に加えたい，それが地元に伝わる料理であれば，伝統を引き継ぐという意識も与えてくれる．」という需要に応える政府・自治体の取り組みも始まっています．

○ 農林水産省は，日本の伝統食を再認識しようという立場から，2008年に「郷土料理百選」と銘打って日本各地の味を推薦し，人気投票を行いました[4]．熊本からは36点の料理が出品され，そのほとんどは家庭料理といえるもので，熊本県が発行した「くまもとのふるさとの食レシピ集」[5]（右）に作り方が収録されています．

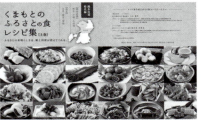

○ 自治体による地域文化見直しの1つとして，郷土料理に注目する例があります．本の形にならなくとも，新聞やフリーペーパーのコラムなど，地域の美味しい料理を紹介する記事は，おそらく数え切れないほど書かれています．地域の料理上手や，近年盛んな直売所で郷土料理を販売して腕を磨いている人たちが，自慢の郷土料理を伝えてくれます．

このようなメディアを通じて学ばれた料理の知識をもとに，日常の食事に新たな工夫がほどこされ，各家庭や個人の日常の一品になっていくのではないでしょうか．

環境	生産	加工・流通	消費・調理	健康	文化

創造される「郷土料理」

　「道の駅」や農協や自治体が運営する地元産品の直売所を訪れると，新鮮な野菜と並んで，「郷土料理」の弁当や総菜が数多く売られています．県内では，高菜の漬物や高菜飯，山菜おこわ，地鶏めし，甘いものでは，いきなりだんご，甘酒まんじゅう，巻柿などをよく見かけます．併設された食事処で，だご汁や馬すじ煮込みなどが食べられるところもあります．家で作るのは面倒でも，店で見かければ買い求めるのは，やはり親しみを感じるからでしょうか．

　このような直売所では，地域の生産者が作ったクッキーやパンなども棚に並んでいます．新鮮な野菜の中には珍しい西洋野菜などを見ることもできます．阿蘇地域ではサラダ用のベビーリーフと並んで，バジルやタイムなどの香草，アイスプラントや新種のブロッコリー・ロマネスクなども並んでいます．このような野菜を使って新しい料理が考案されることになるのでしょう．生産者ならではの美味しい食べ方が，直売所のポップやチラシを通じて消費者に広がっていき，新たな郷土料理が誕生するかもしれません．

　このような例の1つとして，トマトが挙げられます．トマトは生産量・額ともに熊本県が全国第1位を誇っていますが[6]，広く普及したのは第二次世界大戦前後のことです．日本では主に生食用として利用されてきましたが，生産農家では多様な調理法が試みられてきました．最近ではトマト丼や鍋がよく知られてきましたが，前出のレシピ本にもトマトの産地・八代の郷土料理として「トマト炊き込みご飯」が挙げられています．伝統的な調理法に特産の農産物が利用された典型例の1つです．

　今後，伝統的な料理が新しい伝承の場を確保することで，広がりと復活を果たすと同時に，郷土料理には新しい素材や調理法が導入されて，さらに多様化していくことでしょう．

201

Column

馬と馬肉の輸入について

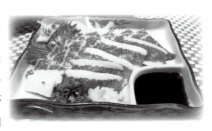

　熊本の食では馬肉が有名で，スーパーで鶏・牛・豚の肉と一緒に"平然と"馬の肉が並ぶことには，他地域から来た多くの人は驚かれるようです．そんな馬肉ですが，輸入されているものが多いことはご存知でしょうか．輸入肉には国名が表示されるので，スーパーでパックを見るとすぐにわかります．外国産の馬肉のほとんどはカナダ産です[1]．このことは，熊本でもあまり知られていません．

　外国産の表示がない馬肉でも，ルーツは外国というものもあります．生きた馬を輸入して日本で育てた場合は国産と名乗れるからです．国産と聞いて「日本生まれ日本育ち」と思われる馬肉には，「外国生まれ日本（あるいは熊本）育ち」の馬肉も含まれます．熊本で馬肉を扱う有名なお店のホームページにも，カナダから馬を輸入して自社牧場で育てていると書いてあります．カナダ産と「カナダ生まれ」の馬肉を合わせると，熊本の馬肉文化はかなりの部分をカナダのお世話になっています．

　生きた馬（食用馬・乗用馬）が日本に輸入される時の最大の窓口は鹿児島空港です．熊本に近いことが理由の1つにありますが，約半数がこの空港から入ってきています[1]．第2位は門司港で，輸入頭数全体の約4分の1を占めています．九州の鹿児島空港と門司港を合わせると，その割合は4分の3にも達します．

　馬肉（生鮮，冷蔵，冷凍）の日本への輸入量は近年減少していて，平成元年の36,000トンから平成24年には4,400トンになりました．生きた食用馬の輸入頭数も平成18年に約6,000頭のピークを迎え，平成24年では約2,700頭まで減っています．最近の日本では馬肉の需要が減っていますが，熊本の代表的な食文化は，これからも愛されていって欲しいものです．

ガイドブックに利用した文献や資料

第 1 章

1-1 くまもとの豊かな森

1) FAO (1999) State of the world's forests. (http://www.fao.org/docrep/W9950E/W9950E00.htm)

2) 総務省（2016）法令データ提供システム．(http://law.e-gov.go.jp/htmldata/S26/S26HO249.html)

3) The World Bank (2015) Forest area. (http://data.worldbank.org/indicator/AG.LND.FRST.ZS)

4) 林野庁（2012）都道府県別森林率・人工林率．(http://www.rinya.maff.go.jp/j/keikaku/genkyou/h24/1.html)

5) 熊本県（2015）熊本県林業統計要覧．(https://www.pref.kumamoto.jp/kiji_12281.html)

1-2 豊かな水と水が生まれるしくみ

1) 熊本県環境生活部環境局環境立県推進課ホームページ，くまもとの水資源データ集．(http://mizukuni.pref.kumamoto.jp/one_html3/pub/default.aspx?c_id=16)

2) 熊本市（2013）くまもと『水』検定公式テキストブック改訂版，熊本市，190 pp.

3) 公益財団法人熊本市上下水道サービス公社ホームページ，熊本市の水道．(http://wsc.kumamoto.jp/suidou/index.html)

4) おいしい水研究会（1985）おいしい水について（資料）．水道協会雑誌 54: 76-83.

5) 川越保徳・岩佐康弘・湯之上勉・前田香織・富家和男・柿本竜治（2009）熊本市飲用地下水水質の特徴とおいしい水としての評価に関する考察．水環境学会誌 32: 383-388.

6) 盛岡通・椎葉充晴・奥田朗・山本美子著（1989）水のなんでも小事典—飲み水から地球の水まで．土木学会関西支部編集，講談社，東京，237 pp.

7) 熊本市（2016）第 3 次熊本市硝酸性窒素削減計画（平成 27 年度～平成 31 年度）．(http://www.city.kumamoto.jp/hpKiji/pub/detail.aspx?c_id=5&id=1546&class_set_id=2&class_id=120)

1-3 川と海のつながり

1) 環境省，有明海・八代海総合調査評価委員会（2006）委員会報告．環境省，85 pp.

2) Shimoyama S, Ichihara T, Tsukano K, Kabashima M, Nomoshima N, Komorita T, Tsutsumi H（2015）Historical views on the occurrence of short-neck clam, *Ruditapes philippinarum* (A. Adams & Reeve, 1850) on the sandy flats in Ariake Bay, Kyushu, western Japan. Plankton Benthos Res 10: 202-214.

1-4 干潟のある海

1) 環境庁自然保護局編（1994）第 4 回自然環境保全基礎調査報告書（干潟, 藻場, サンゴ礁調査），第 1 巻 干潟，環境庁自然保護局，291 pp.

2) 高橋正征（1994）海洋と生物と人類．7 —内湾・内海とその現状—．海洋と生物 16: 2-5.

1-5 くまもとの海

1) 菅野徹（1994）有明海：自然・生物・観察ガイド．東海大学出版会，東京，194 pp.

2) 佐藤正典（編）有明海の生きものたち—干潟・河口域の生物多様性．海游舎，東京，pp. 396.

3) 日本海洋学会（編）有明海の生態系再生をめざして．恒星社厚生閣，東京，pp. 211.

4) 熊本市環境局水保全課（2013）くまもと「水」検定公式テキストブック改訂版．熊本市環境局水保全課，熊本，pp. 176.

コラム 「地下水と土を育む農業」と「くまもとグリーン農業」
1) 熊本県ホームページ，地下水と土を育む農業推進条例，熊本県農林水産部農業技術課．(http://www.pref.kumamoto.jp/kiji_10721.html)
2) くまもとグリーン農業ホームページ．(http://kumamoto-green.com/?page_id=4567)

第 2 章

2-1 くまもとの農業
1) 熊本県農林水産部農林水産政策課（2016）くまもとの農業 2016．(http://www.pref.kumamoto.jp/kiji_16641.html)
2) 熊本地方気象台ホームページ，熊本県の気候．(http://www.jma-net.go.jp/kumamoto/knowledge/climate.htm)

2-2 米づくり
1) 鵜飼保雄・大澤良編著（2010）品種改良の世界史・作物編，悠書館，東京，593 pp.
2) 猪谷富雄（2012）「古代米」から稲の世界へ，日本醸造協会誌 107: 719-732．
3) 丸山清明（監修）（2014）ゼロから理解するコメの基本，誠文堂新光社，東京，159 pp.
4) 農林水産省（2016）米をめぐる状況について．52 pp.（http://www.maff.go.jp/j/seisan/kikaku/pdf/0628_meguji.pdf）
5) 農林水産省（2016）米粉をめぐる状況について．36 pp.（http://www.maff.go.jp/j/seisan/keikaku/komeko/pdf/komeko2.pdf）
6)「2-1 くまもとの農業」，1) と同じ．

2-3 野菜づくり
1) 伊東正（編）（2015）農業 311　野菜，実務出版株式会社，東京．239 pp.
2) 高宮和彦（編）（1997）野菜の科学，朝倉書店，東京，215 pp.
3) 農林水産省（2016）野菜をめぐる情勢．(http://www.maff.go.jp/j/seisan/ryutu/yasai/attach/pdf/index-4.pdf)，31 pp.
4) 2-1 くまもとの農業　1) と同じ．
5) 熊本県農林水産部農林水産政策課（2016）平成 26 〜 27 年度 熊本県農業動向年報．140 pp.（http://www.pref.kumamoto.jp/common/UploadFileOutput.ashx?c_id=3&id=16644&sub_id=1&flid=76338）

2-4 果樹を育てる
1) 杉浦明（1999）新果樹園芸学．朝倉書店，東京，218 pp.
2) 農林水産省（2016）果樹をめぐる情勢．34 pp.（http://www.maff.go.jp/j/seisan/ryutu/fruits/pdf/20160706.pdf）
3) 伊藤三郎（編）（2011）果実の機能性と科学．朝倉書店，東京，244 pp.
4)「2-1 くまもとの農業」，1) と同じ．
5)「2-3 野菜づくり」，5) と同じ．

2-5 茶をつくる
1) 農山漁村文化協会編（2008）茶大百科 I．農山漁村文化協会，東京，948 pp.
2) 総務省統計局（2016）平成 27 年産工芸農作物の収穫量 - 茶．(http://www.e-stat.go.jp/SG1/estat/List.do?lid=000001145339)

3) 伊勢村護（監修・編）（2013）〜緑茶と健康のメカニズム〜機能効用ナビゲーション，静岡県経済産業部農林産業局茶業農産課，105 pp.（https://www.pref.shizuoka.jp/sangyou/sa-340/documents/mechanism2013.pdf#search=' 〜緑茶と健康のメカニズム〜機能効用ナビゲーション '）

2-6　くまもとの水産業

1) 熊本県農林水産部（2015）熊本県の水産. 熊本県農林水産部，56 pp.（https://www.pref.kumamoto.jp/common/UploadFileOutput.ashx?c_id=3&id=11965&sub_id=1&flid=35339）

2) 熊本県県南広域本部（2015）くまもと県南地域の農林水産物カタログ,水産物（http://www.pref.kumamoto.jp/common/UploadFileOutput.ashx?c_id=3&id=7441&sub_id=1&flid=6&dan_id=1）

3) ぼうずコンニャク株式会社. ぼうずコンニャクの市場魚貝類図鑑. コノシロ（http://www.zukan-bouz.com/syu/ コノシロ）

2-7　くまもとの畜産，あか牛とジャージー牛

1) JA 阿蘇営農部ホームページ，農畜産物紹介，畜産.（http://www.jaaso.jp/products/stockraising.html）

2) 公益社団法人全国和牛登録協会ホームページ.（http://cgi3.zwtk.or.jp/?page_id=207）

3) JA 阿蘇小国郷中央支所ホームページ，ジャージー牛と小国郷.（http://contents.aoj.cc/?cid=38239）

4) JA 阿蘇 - 小国郷ホームページ，直産オンラインショップ　食のさんぽ.（http://bees-knees.info/bidders/jaaso/index.html）

2-8　くまもとの畜産，豚

1) 食育大辞典ホームページ，食育キーワード，豚肉.（http://www.shokuiku-daijiten.com/kw/?p=495）

2) 公益財団日本食肉消費総合センターホームページ，食肉なんでも大図鑑，豚肉の部位.（http://jbeef.jp/daizukan/encyclopaedia/section.html?encyclopaedia_section_id=652）

3) 熊本県ホームページ，仕事・産業，ひごさかえ肥皇.（https://www.pref.kumamoto.jp/kiji_1327.html）

2-9　くまもとの畜産，天草大王

1) 熊本県農林水産部農業研究センター（2010）天草大王.（http://www.pref.kumamoto.jp/kiji_1111.html）

2) 松崎正治(2002)肥後五鶏の復元並びに保存に関する研究. 東京農業大学博士論文乙第 8 号.

第 3 章

3-1　食品の表示と規格基準

1) 消費者庁ホームページ，食品表示法の概要（http://www.caa.go.jp/foods/pdf/130621_gaiyo.pdf）

2) 消費者庁ホームページ，栄養成分表示及び栄養強調表示とは.（http://www.caa.go.jp/foods/pdf/foods_161004_0001.pdf）

3) 消費者庁ホームページ，加工食品の原料原産地表示について.（http://www.caa.go.jp/foods/pdf/syokuhin663_1.pdf）

205

4) 厚生労働省ホームページ，「健康食品」のホームページ（http://www.mhlw.go.jp/stf/seisakunitsuite/bunya/kenkou_iryou/shokuhin/hokenkinou/）
5) 齋藤綾音（2015）第3の制度「機能性表示食品」の概要と課題．立法と調査 368: 86 - 100.
6) 消費者庁ホームページ，消費者の皆様へ「機能性表示食品」って何？．(http://www.caa.go.jp/foods/pdf/150810_1.pdf)
7) 消費者庁ホームページ，栄養機能食品とは．(http://www.caa.go.jp/foods/pdf/foods_161004_0004.pdf)
8) 消費者庁ホームページ，特定保健用食品．(http://www.caa.go.jp/foods/pdf/syokuhin86.pdf)
9) 消費者庁ホームページ，品質表示基準．(http://www.caa.go.jp/foods/kijun_Itiran.html)

3-2 生産条件と栄養成分
1) 農林水産省ホームページ，平成 27 年度食料自給率について．(http://www.maff.go.jp/j/zyukyu/zikyu_ritu/attach/pdf/012-1.pdf)
2) 文部科学省（2015）日本食品標準成分表 2015 年版（七訂）．(http://www.mext.go.jp/a_menu/syokuhinseibun/1365297.htm)
3) JA やつしろ（2004）神秘の塩トマト「太陽の子」，「塩次郎」．(http://www.hatibee.com/article.php/20080806173252631)
4) 吉元誠（2015）第 3 章 B. 食品流通の概略．In: 太田英明・北畠直文・白土英樹（編），食べ物と健康 食品の加工．南江堂，東京，pp. 29-37.
5) 阿部一博（2012）Chapter. Ⅵ 1. 食糧生産様式と栄養．In: 長澤治子（編著），食べ物と健康 食品学・食品機能学・食品加工学 第 2 版．医歯薬出版，東京，pp. 135.

3-3 食品の流通
1) 太田英明（2015）第 3 章 B. 食品流通の概略．In:: 太田英明・北畠直文・白土英樹（編），食べ物と健康 食品の加工．南江堂，東京，pp. 39.
2) 農林水産省ホームページ，図 1 卸売市場の取引の流れ（青果物・水産物），食材の流通と変化．(http://www.maff.go.jp/j/keikaku/syokubunka/culture/syokuzai.html)
3) 農林水産省 食品トレーサビリティに取り組みましょう！（http://www.maff.go.jp/j/syouan/seisaku/trace/pdf/panfu.pdf）
4) 太田英明（2015a）第 3 章 B. 食品流通の概略．In: 太田英明・北畠直文・白土英樹（編），食べ物と健康 食品の加工．南江堂，東京，pp. 37-41.
5) 太田英明（2015b）第 1 章 C. 食糧と環境問題．In: 太田英明・北畠直文・白土英樹（編），食べ物と健康 食品の科学，南江堂，東京，pp. 10-14.
6) 農林水産省消費・安全局消費者行政課（2014）食品トレーサビリティー「実践的なマニュアル」総論．45 pp.（http://www.maff.go.jp/j/syouan/seisaku/trace/pdf/souron.pdf）
7) 農林水産省（2014）地産地消の取り組みについて．14 pp.（http://www.maff.go.jp/kyusyu/kikaku/tisanntisyounomado/pdf/suishin2608.pdf）

3-4 食品の保存と栄養成分の変化
1) 中谷延二（2011）図 4・3 水分活性と微生物の繁殖，食品の変化．In; 久保田紀久枝・森光康次郎（編），食品学 食品成分と機能性，第 2 版 補訂．東京化学同人，東京，pp. 24.
2) 太田英明・北畠直文・白土英樹（編）（2015）第 3 章 食品流通・保存と栄養，加工食

品とその利用，食べ物と健康　食品の加工．南江堂，東京，pp. 29-80.

3) 太田英明・北畠直文・白土英樹（編）（2015）第 2 章 食品の一次機能，食べ物と健康 食品の科学．南江堂，東京，pp. 259-268.

4) 菅原龍幸（編著）（2012）第 1 章 食品の保蔵，改訂食品加工学．建帛社，東京，pp. 5 - 39.

5) 中谷延二（2011）第 4 章 水分，In: 久保田紀久枝・森光康次郎（編）食品学　食品成分と機能性，第 2 版 補訂，東京化学同人，東京，pp. 21-25.

6) 阿部一博（2012）Chapter. Ⅵ 2. 食品の流通・保存と栄養．In: 長澤治子（編著），長澤治子（編著），食べ物と健康 食品学・食品機能学・食品加工学 第 2 版．医歯薬出版，東京，pp. 135-140.

7) 松本信二（2004）第 8 章 貯蔵法各論．In: 本間清一・村田容常（編）食品加工貯蔵学．東京化学同人，東京，pp. 125-159.

8) 小川正・的場輝佳（編）（2011）第 2 章 食品保存（貯蔵）の原理，新しい食品加工学 食品の保存・加工・流通と栄養，南江堂，東京，pp. 5-34.

3-5 食品加工の方法

1) 白土英樹（2015）第 4 章 食品加工と栄養，加工食品とその利用，図 4-1 箱型乾燥機．In: 太田英明・北畠直文・白土英樹（編）食べ物と健康 食品の加工．南江堂，東京，pp. 83.

2) 白土英樹（2015）第 4 章 食品加工と栄養，加工食品とその利用，図 4-3 逆浸透濃縮の原理．In: 太田英明・北畠直文・白土英樹（編）食べ物と健康 食品の加工．南江堂，東京，pp. 86.

3) 白土英樹（2015）第 4 章 食品加工と栄養，加工食品とその利用，図 4-4 電気透析法の原理．In: 太田英明・北畠直文・白土英樹（編）食べ物と健康 食品の加工．南江堂，東京，pp. 87.

4) 白土英樹（2015）第 4 章 食品加工と栄養，加工食品とその利用，図 4-5 二酸化炭素の圧力・温度・密度相関図．In: 太田英明・北畠直文・白土英樹（編），食べ物と健康 食品の加工．南江堂，東京，pp. 88.

5) 白土英樹（2015）第 4 章 食品加工と栄養，加工食品とその利用，図 4-6 二軸エクストルーダーの構造．In: 太田英明・北畠直文・白土英樹（編），食べ物と健康 食品の加工．南江堂，東京，pp. 89.

6) 農研機構ホームページ，農業技術ヴァーチャルミュージアム，食品加工技術発達史．省エネ・省資源のための新技術開発 [1976-1986 年までの食品加工] 1. オイルショックと新技術．（http://mmsc.ruralnet.or.jp/v-museum/history02/history02.html）

7) 白土英樹（2015）第 4 章 食品加工と栄養，加工食品とその利用，表 4-2 食品加工における酵素の利用．In: 太田英明・北畠直文・白土英樹（編），食べ物と健康　食品の加工．南江堂，東京，pp. 90.

8) 白土英樹（2015）第 4 章 食品加工と栄養，加工食品とその利用，表 4-3 主な発酵食品と利用されている微生物．In: 太田英明・北畠直文・白土英樹（編），食べ物と健康 食品の加工．南江堂，東京，pp. 91.

9) 白土英樹（2015）第 4 章 食品加工と栄養，加工食品とその利用．In: 太田英明・北畠直文・白土英樹（編），食べ物と健康　食品の加工．南江堂，東京，pp. 81-109.

10) 水間智哉（2015）第 9 章 微生物利用食品の分類と成分．In: 太田英明・北畠直文・白

土英樹（編），食べ物と健康　食品の科学．南江堂，東京，pp. 259-268.
11) 青柳康夫（2010）第3章 食品成分の化学：食品の一次機能．In: 菅原龍幸・福沢美喜男（編著），食品学Ⅰ（第2版）．建帛社，東京，pp. 27-107.
12) 北尾悟（2012）第4章 食品加工の新技術．In: 菅原龍幸（編著），改訂食品加工学．建帛社，東京，pp. 65-69.
13) 山本愛二郎（2012）Chapter. Ⅵ 3．食品加工と栄養．In: 長澤治子（編著），食べ物と健康 食品学・食品機能学・食品加工学 第2版．医歯薬出版，東京，pp. 135-158.

コラム
　1) 独立行政法人酒類総合研究所 (2005) 酒類総合研究所情報誌 お酒のはなし．7: 5-6.

第4章

4-1　熊本の郷土食の調理や食べ方
　1) 小林研三（1987）日本の食生活全集43 聞き書熊本の食事．農山漁村文化協会，東京，368 pp.
　2) 熊本県農林水産部むらづくり課（2014）くまもとのふるさとの食レシピ集（上巻・下巻）．熊本県，50 pp.
　3) 中村周作（2012）熊本酒と肴の文化地理．熊本出版文化会館，熊本市，215 pp.
　4) 平山謙二郎（1982）熊本県．In：大河内昭爾，尾崎秀樹，駒敏郎（編）ふるさと日本の味第10巻 九州路味めぐり 九州・沖縄．集英社，東京，pp. 49 - 52.
　5) 山崎みち子・市場祥子（1993）実務大系学校給食の指導と運営管理 第5巻 郷土食・行事食と海外の給食．株式会社エムティ出版，東京，326 pp.

4-2　地産地消と直売所
　1) 農林水産省（2016）6次産業化総合調査（平成26年度）．(http://www.maff.go.jp/j/tokei/sokuhou/rokuji_14/)
　2) 経済産業省（2016）商業動態統計月報平成28年5月分（第4部）．(http://www.meti.go.jp/statistics/tyo/syoudou/result/pdf/201605K.pdf)
　3) 国土交通省ホームページ，道の駅案内．(http://www.mlit.go.jp/road/Michi-no-Eki/)
　4) JAグループ熊本ホームページ，JA直売所マップ．(http://www.ja-kumamoto.or.jp/farmstand/index.html)

4-3　栄養バランスを考える
　1) 厚生労働省ホームページ，「食事バランスガイド」について．(http://www.mhlw.go.jp/bunya/kenkou/eiyou-syokuji.html)
　2) 厚生労働省ホームページ，食生活指針について．(http://www.mhlw.go.jp/stf/seisakunitsuite/bunya/0000128503.html)
　3) 熊本県健康福祉部健康づくり推進課（2013）平成23年度熊本県民健康・栄養調査報告書．(http://www.pref.kumamoto.jp/kiji_2573.html)

4-4　熊本の郷土食の調理や食べ方
　1) 熊本県ホームページ，くまもと四季のさかな．(http://www.pref.kumamoto.jp/kiji_17266.html)
　2) 「4-3　栄養バランスを考える」，3) と同じ．

3) 財団法人ベターホーム協会編（2008）ベターホームのお料理一年生，ベターホーム出版局，東京，pp. 174-175.

4-5 食事の作法とマナー

1) 垣原登志子（2014）第1章 食の成り立ち. In: 垣原登志子・上田博史・杉本秀樹・板橋衛・岡三徳（編）食育入門—生活に役立つ食のサイエンス—. 共立出版，東京，pp. 2-15.

2) 渡邉純子（2014）第8章 食素材の調理特性と調理，C. 副菜になる食素材の調理特性と調理. In: 渡邉智子・渡辺満利子（編），食べ物と健康 食事設計と栄養・調理. 南江堂，東京，pp. 157-166.

3) 日本スポーツ振興センターホームページ，平成22年度児童生徒の食事状況等調査報告書【食生活実態調査編】. (http://www.jpnsport.go.jp/anzen/anzen_school/tyosakekka/tabid/1490/Default.aspx)

4) 小倉朋子（2014）世界一美しい食べ方の基本，それが「食事七則」，世界一美しい食べ方のマナー. 高橋書店，東京，pp. 20-51.

5) 加藤ゑみ子（2014）空間デザイナーが教える盛りつけのセオリー. ディスカヴァー，東京，112 pp.

6) 金　泰虎（2007）日韓の食事作法：作法の相違とその作法形成の原因を中心に. 言語と文化 11: 99-116.

4-6 食の場を学ぶ

1) 西山夘三（1942）住居空間の用途構成に於ける食寝分離論, 建築學會論文集 30: 149-155.

2) 吉武泰水・鈴木成文(1953)11. 都市小住居における住い方 特に2室住居における就寝・食事について. 建築學會論文集 46: 81-91,

3) 沢田知子（1995）ユカ坐・イス坐 起居様式にみる日本住宅のインテリア史（住まい学大系）, すまいの図書館出版局，東京，266 pp.

4-7 食中毒の原因と予防

1) 有薗幸司（2005）食のサイエンス 4 食中毒 — 最近の発生状況と原因物質. 月刊資源環境対策 41: 61-69.

2) 有薗幸司（2007）食中毒 — 最近の発生状況と原因物質. 日本薬剤師会雑誌 59: 963-966.

3) 有薗幸司 編 (2013)　健康・栄養科学シリーズ　食べ物と健康・食品の安全. 南江堂，東京，250 pp.

4) 厚生労働統計協会 (2016) 国民衛生の動向 食中毒. 厚生の指標 63: 307-309.

5) 有薗幸司（2014）2-1 食中毒の原因. 食考くまもと：私たちのくらしと食の安全，くまにちプラネット，熊本日日新聞. (http://p.kumanichi.com/newsplus/feature/shokuko_qa/201407140007.php)

6) 有薗幸司（2014）2-2　細菌性食中毒. 食考くまもと：私たちのくらしと食の安全，くまにちプラネット，熊本日日新聞. (http://p.kumanichi.com/newsplus/feature/shokuko_qa/201407140013.php)

7) 有薗幸司（2014）2-3 自然毒の食中毒. 食考くまもと：私たちのくらしと食の安全，くまにちプラネット，熊本日日新聞. (http://p.kumanichi.com/newsplus/feature/shokuko_qa/201407140015.php)

8) 有薗幸司（2014）2-4　化学物質による食中毒. 食考くまもと：私たちのくらしと食

の安全，くまにちプラネット，熊本日日新聞．(http://p.kumanichi.com/newsplus/feature/shokuko_qa/201407140016.php)
9) 厚生労働省ホームページ，食中毒．(http://www.mhlw.go.jp/stf/seisakunitsuite/bunya/kenkou_iryou/shokuhin/syokuchu/)

第 5 章

5-1 熊本県民の健康と食事の関係
1) 厚生労働省ホームページ，平成 22 年都道府県別生命表の概況．(http://www.mhlw.go.jp/toukei/saikin/hw/life/tdfk10/dl/03.pdf)
2) 熊本県ホームページ，第 3 次くまもと 21 ヘルスプラン (熊本県健康増進計画)．(https://www.pref.kumamoto.jp/kiji_2592.html)
3) 熊本県健康福祉部ホームページ，熊本県民の健康・食生活のすがた．平成 23 年度県民健康・栄養調査結果報告書．(http://www.pref.kumamoto.jp/kiji_2575.html)
4) 熊本県健康福祉部ホームページ，「健康づくりのための身体活動基準 2013」について．(http://www.mhlw.go.jp/stf/houdou/2r9852000002xple-att/2r9852000002xpqt.pdf)

5-2 熊本県における食育の取り組み
1) 食育基本法 (http://law.e-gov.go.jp/htmldata/H17/H17HO063.html)
2) 厚生労働省（2006）食育推進基本計画，第 22 回厚生科学審議会地域保健健康増進栄養部会資料．(http://www.mhlw.go.jp/shingi/2006/06/dl/s0613-8i.pdf)
3) 熊本県食育推進計画，(http://jdcn.co.jp/shoku_cd/pdf/o2.pdf)
4) 熊本県健康福祉部（2013）くまもと 食で育む命・絆・夢プラン（熊本県健康食生活・食育増進計画)．(http://www.pref.kumamoto.jp/kiji_2591.html)
5) 熊本県地産地消サイト，くまもとふるさと食の名人．(http://cyber.pref.kumamoto.jp/chisan/one_html3/pub/default.aspx?c_id=24)
6) 熊本県健康福祉部（2016）健康づくり応援店ガイドブック 2016 年版．(http://www.pref.kumamoto.jp/kiji_15391.html)
7) くまモンおやつプロジェクト．(http://www5a.biglobe.ne.jp/~cr_takao/kumamoto-oyatsu.com/index.html)
8) 熊本県教育委員会，学校給食・食育推進校．(http://kyouiku.higo.ed.jp/page2019/page3668/)
9) 熊本県教育委員会（2016）平成 27 年度スーパー食育スクール事業．(http://kyouiku.higo.ed.jp/page2019/page3423/page7681/)
10) 南多摩保健医療圏課題別地域保健医療推進プラン「青年期の健やかな食生活を支援する体制整備事業」事務局（編）（2007）青年期の食行動等に関する調査報告書：課題別地域保健医療推進プラン青年期の健やかな食生活を支援する体制整備事業～健やかな食を自分でデザインしよう～．南多摩保健医療圏課題別地域保健医療推進プラン「青年期の健やかな食生活を支援する体制整備事業」事務局，123 pp.
11) 村田光範（2013）小児生活習慣病予防健診の実施成績．東京都予防医学協会年報 42: 45.
12) 大平哲也・中村知佳子・今野弘規 他（2007）心理的健康の維持・増進のための望ましい生活習慣についての疫学研究．日本公衆衛生雑誌 54: 226-235.

13) 厚生労働省ホームページ，健康日本 21（栄養・食生活）．（http://www1.mhlw.go.jp/topics/kenko21_11/b1.html）

14) 「5-1 熊本県民の健康と食事の関係」，2) と同じ

5-3 熊本の特産品を分析する

1) 香川芳子（監修）（2016）七訂食品成分表 2016　資料編．女子栄養大学出版部，東京，pp. 116-117.

2) 稲熊隆博（2016）リコペンおよびリコペン含有食品の機能性．In: 西川研次郎（監修）食品機能性の科学．株式会社産業技術サービスセンター，東京，pp. 113-122.

3) Gärtner C, Stahl W, Sies H (1997) Lycopene is more bioavailable from tomato paste than from fresh tomatoes. Am J Clin Nutr 66: 116-122.

4) 熊本県果実農業協同組合連合会ホームページ，3 月 1 日はデコポンの日．（http://3kj.jp/）

5) Rizza S1, Muniyappa R, Iantorno M, Kim JA, Chen H, Pullikotil P, Senese N, Tesauro M, Lauro D, Cardillo C, Quon MJ (2011) Citrus polyphenol hesperidin stimulates production of nitric oxide in endothelial cells while improving endothelial function and reducing inflammatory markers in patients with metabolic syndrome. J Clin Endocrinol Metab. 96: 782-792.

6) Choe SC, Kim HS, Jeong TS, Bok SH, Park YB (2001) Naringin has an antiatherogenic effect with the inhibition of intercellular adhesion molecule-1 in hypercholesterolemic rabbits. J Cardiovasc Pharmacol 38: 947-955.

7) Ohtsuki K, Abe A, Mitsuzuwi H, Kondo M, Uemura K, Iwasaki Y, Kondo Y (2002) Effects of long-term administration of hesperidin and glucosyl hesperidin to spontaneously hypertensive rats. J Nutr Sci Vitaminol 48: 420-422.

8) 田中泰史（2010）糖転移ヘスペリジン配合飲料の血清トリグリセリドに与える影響と安全性の評価．薬理と治療 38: 553 - 568.

9) 八代市ホームページ，大きさ世界一　八代農業高校で育った晩白柚がギネス記録に認定．（http://www.city.yatsushiro.lg.jp/）

10) 消費者庁ホームページ，機能性表示食品の届出情報．（http://www.caa.go.jp/index.html）

5-4 ブルーサークルメニューとは？

1) 厚生労働省ホームページ，平成 24 年国民健康・栄養調査報告．（http://www.mhlw.go.jp/bunya/kenkou/eiyou/h24-houkoku.html）

2) 熊本県健康福祉部健康づくり推進課（2013）平成 23 年度熊本県民健康・栄養調査報告書．（http://www.pref.kumamoto.jp/kiji_2573.html）

5-5 観光地での食の取り組み

1) 環境省ホームページ，温泉の保護と利用，平成 25 年度温泉の利用状況．（https://www.env.go.jp/nature/onsen/data/riyo_h25.pdf）

2) 世界農業遺産 " 阿蘇 " オフィシャルサイト．（http://www.giahs-aso.jp）

5-6 健康と運動

1) 厚生労働省ホームページ，平成 25 年度国民医療費の概況．（http://www.mhlw.go.jp/toukei/saikin/hw/k-iryohi/13/）

2) 厚生労働省（2013）健康づくりのための身体活動基準 2013．70 pp.（http://

www.mhlw.go.jp/stf/houdou/2r9852000002xple-att/2r9852000002xpqt. pdf#search=%27 健康づくりのための身体活動基準 2013%27）

3) 厚生労働省ホームページ，平成 24 年 国民健康・栄養調査報告，結果の概要．(http://www.mhlw.go.jp/bunya/kenkou/eiyou/dl/h24-houkoku-03.pdf)

4) 日本フットパス協会ホームページ．(http://www.japan-footpath.jp/aboutfootpath.html)

5) 美里フットパス協会ホームページ．(http://misatofp.jimdo.com/%E3%83%95%E3%83%83%E3%83%88%E3%83%91%E3%82%B9%E3%81%A8%E3%81%AF/)

6) Shindo D, Matsuura T, Suzuki M.（2014）Effects of prepubertal-onset exercise on body weight changes up to middle age in rats. J Appl Physiol 116: 674-682.

7) van Praag H, Kempermann G, Gage, FH (1999) Running increases cell proliferation and neurogenesis in the adult mouse dentate gyrus. Nat Neurosci 2: 266-270.

8) Curlik DM II, Maeng LY, Agarwal PR, Shors TJ (2013) Physical skill training increases the number of surviving new cells in the adult hippocampus. PLOS ONE 8(2): e55850. doi:10.1371/journal.pone.0055850.

5-7 熊本県の今後と取り組みについて

1) 「5-4 ブルーサークルメニューとは？」，2) と同じ

第 6 章

6-1 つくる　熊本の伝統的な野菜

1) 熊本日日新聞社編著（2015）食の大地くまもと．熊本日日新聞社，熊本，143 pp.

2) 朝日新聞社ウェブ版「知恵蔵 2015」，F1 品種．(https://kotobank.jp/word/F1%E5%93%81%E7%A8%AE-185410#E7.9F.A5.E6.81.B5.E8.94.B52015)

3) 熊本市ホームページ，農水局 農政部 農業・ブランド戦略課，「ひご野菜」のコンセプト（定義）．(http://www.city.kumamoto.jp/HpKiji/pub/detail.aspx?c_id=5&id=670&class_set_id=2&class_id=145)

4) 熊本市ホームページ，農水局 農政部 農業・ブランド戦略課，ひご野菜について，指定した野菜（15 品目）．(http://www.city.kumamoto.jp/HpKiji/pub/detail.aspx?c_id=5&id=670&class_set_id=2&class_id=145)

5) 熊本市ホームページ，農水局 農政部 農業・ブランド戦略課，ひご野菜について，指定した野菜（15 品目），野菜ごとの説明．(http://www.city.kumamoto.jp/common/UploadFileDsp.aspx?c_id=5&id=670&sub_id=1&flid=2020)

6) 熊本市ホームページ，健康づくり推進課，食育の広場，ひご野菜．5 pp.（http://www.kumamoto-shoku.jp/shokuiku/recipe/recipe02/images/higoyasai_setumei.pdf）

6-2 楽しむ　熊本は生菓子

1) 国税庁（2013）酒のしおり（平成 25 年 3 月），国税庁．(http://www.nta.go.jp/shiraberu/senmonjoho/sake/shiori-gaikyo/shiori/2013/pdf/100.pdf)

2) 全国菓子工業組合連合会ホームページ．お菓子何でも情報館．(http://www.zenkaren.net)

3) 総務省（2015）家計調査（二人以上の世帯）品目別都道府県庁所在市及び政令指定都市ランキング（平成 24 年（2012 年）～ 26 年（2014 年）平均）．(http://www.stat.go.jp/data/kakei/5.htm)

4) 総務省（2014）平成24年経済センサス－活動調査 事業所に関する集計，産業横断的集計，都道府県別結果.（http://www.e-stat.go.jp/SG1/estat/NewList.do?tid=000001056219）

6-3 楽しむ　日本型食生活

1) 農林水産省ホームページ，ユネスコ無形文化遺産に登録された「和食；日本人の伝統的な食文化」とは.（http://www.maff.go.jp/j/keikaku/syokubunka/ich/）
2) 垣原登志子（2014）第1章 食のなりたち. In: 垣原登志子・上田博史・杉本秀樹・板橋衛・岡三徳（編）食育入門－生活に役立つ食のサイエンス－. 共立出版，東京，pp. 7-15.
3) 高橋章・馬渡一諭（2015）6-1 ライフステージ別栄養教育のありかた. In: 岡崎光子・饗場直美編著 栄養教育論演習 (第2版). 建帛社，東京，pp 125-133.
4) 農林水産省ホームページ，平成26年度「和食」の保護・継承に関する検討会報告書（「和食」を未来へ.）. 農林水産省.（http://www.maff.go.jp/j/keikaku/syokubunka/culture/pdf/houkoku_1.pdf）

6-4 伝える　農村の文化と景観

1) 松岡智（1982）むら－農耕と生活そして神々－. 熊本日日新聞社，熊本，243 pp.
2) 中村和郎・手塚章・石井英也（1991）地理学講座第4巻地域と景観. 古今書院，pp. 10-13.
3) 高橋佳孝（2011）阿蘇千年の草原の維持・保全と自然再生について. In: 横川洋・高橋佳孝（編著），生態調和的農業形成と環境直接支払い－農業環境政策論からの接近－. 青山社，pp. 137-172.
4) 日本建築学会編（2011）未来の景を育てる挑戦－地域づくりと文化的景観の保全－. 技報堂出版，東京，208 pp.
5) 垣内恵美子（2012）文化的景観を評価する－世界遺産富山県五箇山合掌造り集落の事例. 水曜社，東京，317 pp.
6) 金田章裕（2012）文化的景観－生活となりわいの物語. 日本経済新聞出版社，東京，239 pp.
7) 文化庁文化財部記念物課監修（2005）日本の文化的景観－農林水産業に関連する文化的景観の保護に関する調査研究報告書. 同成社，東京，323 pp.

6-5 伝える　食文化を守る・育む

1) 石毛直道（1982）食事の文明論. 中央公論社，東京，176 pp.
2) 熊倉功夫（2007）日本料理の歴史，吉川弘文堂，東京，224 pp.
3) 阿古真理（2013）昭和の洋食　平成のカフェ飯. 筑摩書房，東京，254 pp.
4) 農林水産省ホームページ，農山漁村の郷土料理百選. 農林水産省農村開発企画委員会.（http://www.rdpc.or.jp/kyoudoryouri100/）
5) 熊本県ホームページ，くまもとのふるさとの食レシピ集（上・下巻）. 熊本県農林水産部むらづくり課.（https://www.pref.kumamoto.jp/kiji_11718.html）
6) 農林水産省ホームページ，トマトの生産量の上位について. 農林水産省.（http://www.maff.go.jp/j/kids/crops/tomato/farm.html）

コラム

1) 長崎税関（2013）貿易統計【特集】生きた馬の輸入について.（http://www.customs.go.jp/nagasaki/toukei/nagasaki.files/H25.04_fukudai.pdf）

練習問題の解答

第 1 章　くまもとの自然
  1-1　②　　1-2　③　　1-3　③　　1-4　①　　1-5　①

第 2 章　とる・つくる・育てる
  2-1　②　　2-2　③　　2-3　①　　2-4　②　　2-5　③
  2-6　②　　2-7　③　　2-8　—　　2-9　②

第 3 章　手を加える・とどける
  3-1　—　　3-2　—　　3-3　①　　3-4　②　　3-5　②

第 4 章　食べる
  4-1　—　　4-2　③　　4-3　②　　4-4　①　　4-5　③
  4-6　②　　4-7　—

第 5 章　健やかにすごす
  5-1　①　　5-2　③　　5-3　③　　5-4　②　　5-5　③
  5-6　—　　5-7　②

第 6 章　豊かにすごす
  6-1　—　　6-2　③　　6-3　②　　6-4　②　　6-5　—

索引

あ行

あか牛　54-55
褐毛和種　54-55
赤酒　106
赤ど漬け　108
あくまき　110
アサリ　17-19, 22, 52
阿蘇神社　196
阿蘇地域　30, 108-109, 168, 171, 195, 197
アニサキス　143
亜熱帯果樹　42
天草大王　62-65
天草地域　53, 113
天草灘　27
甘夏ミカン　45
有明海　16, 24-25, 50
アレルギー性食中毒　144
アレルゲン　69
椅子座　135
一汁三菜　119, 130, 190
イネ　34-35
芋がらの白和え　109
芋の芽　182
イワシ類　52
ウィルス性食中毒　141
ウェルシュ菌　140
温州ミカン　45
運動習慣　153, 174-175
運動のレガシー効果　174-175
栄養機能食品　72
栄養成分　74-79
栄養成分表示　71
液果類　43
液体抽出　100
エクストルーダー　101
エゴマ　163
エルシニア菌　139

遠心ろ過　99
黄色ブドウ球菌　140
御輿来海岸　21
御田植祭　192
おにぎらず　158
お姫さんだご汁　110
温泉　168-171
温帯果樹　42

か行

加圧ろ過　99
懐石料理　130
会席料理　130
海面養殖業　50-51
化学物質　144
河口　16
核果類　43
果菜類　39
春日ぼうぶら　181
ガス置換保存　93
かずら豆腐の味噌漬け　112
かつおだし　125
がねあげ　113
加熱濃縮　98
釜炒り茶　47
からし蓮根　111
乾式加熱　96
感染型食中毒　138
カンピロバクター　139
基幹的農業従事者　33
寄生虫食中毒　143
機能性成分　161
機能性表示食品　73
郷土食　108
郷土料理　200-201
漁業生産額　50
漁業生産量　50
魚介類の旬　122

玉露　48
魚肉　122
クドア・セプテンプンクタータ　143
くまさんの力　37
球磨焼酎　146
球磨地域　109-110
熊本近郊地域　111-112
くまもと健康づくり応援店　154, 166, 178
くまもとグリーン農業　28
熊本食育推進計画　154, 156
熊本長にんじん　183
くまもと農業アカデミー　33, 66
クルマエビ　52-53
黒川温泉　168-171
黒毛和種　54-55
クロノリ　51
燻煙処理　94-95
ケーキ　186
珪藻類　17, 18
ケ（褻）の日　188-189
限外ろ過　99
堅果類　43
健康寿命　148, 172, 176
健康増進法　68
県北地域　110-111
県南地域　52, 112-113
原材料表示　70
原産地表示　71
高血圧症　149, 164
硬水　14
酵素　86-88, 103-104
耕地面積　32
公有林　10
高冷地野菜　40
国有林　9

215

個体識別番号	84
コノシロ	52-53, 109
米粉	36
コレステロール	151
混合だし	125
根菜類	39
昆布だし	125

さ行

細菌性食中毒	141
在来野菜	180
雑種豚	59
サルコスシティス・フェアリー	144
酸化反応	87
塩トマト	79
自然乾燥	97
自然毒	142
湿式加熱	96
脂肪酸組成	76-77
ジャーサラダ	158
ジャージー牛	56-57
ジャージー牛乳	57
ジャポニカ	34
私有林	10
主食用米	36
精進料理	130
消費期限	70
賞味期限	70
常緑果樹	42
食育	154-155
食育基本法	154
食育の日	155
食事のマナー	132-133
食事バランスガイド	116
食寝分離	134
食生活指針	117
食品衛生法	68

食品加工	96-105
食品照射	95
食品表示法	68
植物性自然毒	142
食物アレルギー	69, 144-145
不知火	26
不知火類	45, 160
飼料米	36
仁果類	43
人工乾燥	97
人工林	10-11
森林法	8
森林面積	9-10
森林率	9
スイカ	39, 40-41
ずいき	183
水前寺成趣園	15
スプレードライ	97
生活習慣病	149, 157, 161, 164-165, 167, 172
精密ろ過	99
世界農業遺産	55, 168, 195
セレウス菌	141
せんだご汁	113
煎茶	47-48

た行

ダイニングキッチン	134-135
高菜飯	108
たこ飯	113
だし	125
だしの取り方	126-127
棚田	195
玉緑茶	47-48
地下水	12-13
地下水と土を育む農業	28
地産地消	84-85, 114,166
抽出	100
腸炎ビブリオ菌	138
腸管出血性大腸菌	139
超高圧加工	102
超臨界流体抽出	101
直売所	114-115
チルド貯蔵	92
通潤橋	195-196
つぼん汁	109
底生微細藻類	17
デコポン	45, 161
添加物	70
電気透析	100
電磁波加熱	96
伝統野菜	124
天然林	12
凍結濃縮	99
糖尿病	149, 164, 171
動物性自然毒	142
特産野菜	124
毒素型食中毒	140
特定保健用食品	73
トマト	38-40, 160
トレーサビリティー	82

な行

内水面漁業	50
内臓脂肪型肥満	149
長部田の海床路	21
生菓子	184-187
南関煮しめ	110
軟水	14
日本型食生活	188-191
日本食品標準成分表	74-79
日本料理	198
認定農業者	31

216

熱帯果樹　42
熱風乾燥　97
農業産出額　31-32
農業就業人口　33
農村文化　192-194
のっぺ汁　111
ノリ養殖　23, 196
ノロウイルス　141

は行

パーシャルフリージング　92
箸　132-133
発酵食品　103, 105
華錦　37
馬肉　202
ハマグリ　17-19
ハレ（晴れ）の日　188-189
晩白柚　162
肥育豚　59
干潟　16, 17, 20-23
肥後五鶏　62
ひごさかえ肥皇　61
ヒゴムラサキ　41
ひご野菜　180
一文字のぐるぐる　111
ヒノヒカリ　36-37
美肌モンプログラム　169-170
氷温貯蔵　92
品質保持剤　94
フットパス　173-174
フラバノン　161-162
ブリ　51
フリーズドライ　97
ブルーサークルメニュー　165-167, 171, 178
文化的景観　195-196

ベジチャージ　159
保健機能食品制度　72
ボツリヌス菌　140
本膳料理　130
本丸御膳　130-131

ま行

膜濃縮　98
まくらぎ　112
マダイ　51, 53
水の硬度　14
民有林　10
ムツゴロウ　22
メタボリックシンドローム　149-150, 164
森のくまさん　37

や行

野菜産出額　40
野菜摂取量　176
野菜の切り方　128-129
野菜の旬　123
八代海　24, 26, 50
ヤマトシジミ　17
湧水　12
ゆうべに　41
輸入牛肉　76
ゆべし　111
洋菓子　184
葉菜類　39
吉野寿司　112

ら行

落葉果樹　42
リコピン　160
流通経路　81-82
緑茶　46
冷蔵　92

冷凍　91
れんこん　182
ろ過　99
露地野菜　40

わ行

和菓子　184
和牛肉　76
和食　188

A to Z

BMI　150-151
CA貯蔵　93
JAS法　68
MA貯蔵　93
n-3系脂肪酸　162
O157　139

217

くまもと食育ガイドブック作成委員会

委員長	松添 直隆	環境共生学部 環境資源学科・教授（学部長）
副委員長	白土 英樹	環境共生学部 食健康科学科・教授（学科長）
責任編集者	堤 裕昭	環境共生学部 環境資源学科・教授（地域連携・研究推進センター長）
	北野 直子	環境共生学部 食健康科学科・教授
	下田 誠也	環境共生学部 食健康科学科・教授
	柴田 祐	環境共生学部 居住環境学科・准教授
	小川 晋史	文学部 日本語日本文学科・准教授
	難波 美和子	文学部 英語英米文学科・准教授
	宮園 博光	総合管理学部 総合管理学科・教授
	本田 藍	地域連携・研究推進センター食育推進プロジェクト室・特任講師
	中下 千尋	地域連携・研究推進センター食育推進プロジェクト室・職員
	久保 昌代	地域連携・研究推進センター・参事
	福島 英生	環境共生学部 食健康科学科・教授 *（現在 熊本県立大学名誉教授）
	渡邉 純子	地域連携・研究推進センター食育推進プロジェクト室 *（現在 南九州大学健康栄養学部 管理栄養学科・准教授）
	原田 香	地域連携・研究推進センター食育推進プロジェクト室 *（現在 尚絅大学短期大学部 食物栄養学科・助教）

* 平成 27 年度

あとがき

　熊本県立大学は，平成18年の公立大学法人化から「地域に生き，世界に伸びる」をスローガンに掲げ，人材養成として「もやいすと」教育を進めています．「もやいすと」とは，熊本の自然や文化，社会に対する理解に立ち，専門の枠を超えて自ら課題を認識・発見して，地域づくりのキーパーソンとして地域の人々と協働して課題の解決に取り組む人材を意味します．また，本学環境共生学部では，「自然環境と人間活動との共生のあり方」についての教育・研究を，他の大学に先駆けて平成11年から進めてきました．本学の食・健康・環境などに関する教育・研究の伝統と実績を活かして，「食育・健康ビジョン」を作成し，地域食材を利用した「食育の日」や「郷土料理教室」など，様々な食育活動を展開してきました．本活動への学内外の多くの皆様のご支援・ご協力により，平成29年度農林水産省の「第1回食育活動表彰」教育関係者・事業者部門で最高賞の農林水産大臣賞受賞の栄誉を受けることができました．今後は，これまでの教育・研究成果を学内外の食育・健康活動に広げていきます．

　食育とは，「健康的な生活を送るために，食に関するあらゆる知識を育むこと」とされています．本学の食育・健康活動の特徴は，健康的な生活を送るための栄養・運動・休養，食品の調理・加工，食品の安全・安心などの知識を学ぶとともに，豊かな生活を送るための「くまもとの自然や食文化，地域の生業など」を理解することにあります．すなわち，「食べることは繋がること」を大切にしています．誰もが簡単に楽しく気軽に参加できる食育推進・健康づくりの一環として本書を作成しました．熊本県の豊かな農林水産物や食文化，健康的な食事・生活習慣などに関わる知識・意欲・技術などを紹介しています．本書を楽しみながら主体的な食育・健康づくりにご活用して頂ければ幸いです．

（熊本県立大学食育・健康プロジェクト推進委員会委員長・環境共生学部学部長　松添直隆）

本書に関するご質問は，小社ホームページ（http://www.oms-publ.co.jp）の「ご意見・ご要望」欄までお願いいたします．

くまもと食育ガイドブック

2017 年 9 月 24 日　　初版第 1 刷発行

編　　集	熊本県立大学くまもと食育ガイドブック作成委員会
発 行 者	新 居　義雄
発 行 元	（有）オーエムエス出版
	〒203-0032　東京都東久留米市前沢 3-12-27
	Tel & Fax 042-473-3386
	URL：http://www.oms-publ.co.jp
	振替　00150-4-150252
発 売 元	（株）星雲社
	〒112-0005　東京都文京区水道 1-3-30
	Tel 03-3868-3275
表紙デザイン	柳井　知子
印刷製本	藤原印刷株式会社

□定価はカバーに表示してあります．

©2017　オーエムエス出版

ISBN978-4-434-23762-1

Printed in Japan